AF611081

LES ANOMALIES DE L'URINE

LEUR RECHERCHE SIMPLIFIÉE ET LEUR SIGNIFICATION

LES ANOMALIES DE L'URINE

Leur Recherche simplifiée et leur Signification

PAR

A. ESCAICH

Pharmacien de première classe
Ancien stagiaire du Val de Grâce
Ex-Préparateur de chimie biologique (Professeur Biarnès, 1897-1898)
Ancien pharmacien à Bangkok (Siam)

PARIS
VIGOT FRÈRES, ÉDITEURS
23, RUE DE L'ÉCOLE-DE-MÉDECINE, 23

—

1914

INTRODUCTION

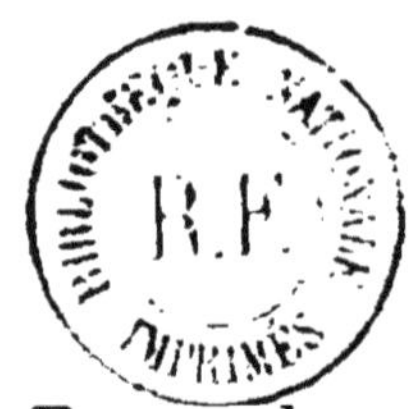

En nombreuse compagnie déjà, nous pensons que sept fois sur dix l'analyse des urines peut aider dans une très large mesure à établir un diagnostic ; qu'elle est encore plus utile en cours de maladie pour en déceler les complications et prévoir l'issue.

Mais cette utilité ne devient réelle qu'à une double condition : 1° que l'analyse soit assez complète et soigneusement faite; 2° que les renseignements fournis soient interprétés et appliqués avec bon sens.

Or, les trois quarts du temps, tout se borne à rechercher grossièrement le sucre et l'albumine dans un échantillon quelconque, sans s'inquiéter tout au moins du volume et de la densité.

Cette pratique est déplorable en ce sens que la présence fascinatrice de ces deux éléments, le sucre et l'albumine, acquiert des significations bien différentes selon la composition de l'urine où ils se rencontrent. Combien de malades étiquetés à tort diabétiques ou brightiques ont été ainsi anémiés et rendus réellement malades par de suppliciants régimes plus sévères que justes ! Et il faut n'avoir jamais rencontré de Bovary sur son chemin pour riposter que les signes cliniques empêcheront d'aussi regrettables confusions.

Selon nous, à moins qu'on ne se propose d'y étudier ou doser un élément particulier, l'analyse doit donner un ensemble de renseignements suffisant pour la justifier. Elle devra nous dire, par litre et par vingt-quatre heures, le poids des substances éliminées, le taux des principales d'entre elles, indiquer les anomalies dans leur répartition, enfin signaler la présence de substances anormales et leur quantité.

S'agit-il donc de pratiquer en toutes circonstances une analyse archi-complète et d'une précision raffinée? Pas le moins du monde. Nous voulons dire que quelques déterminations bien choisies, réduites au strict minimum et d'une réalisation pratique, seront suffisantes, mais nécessaires.

Trouver des méthodes simples et néanmoins sûres a été notre première préoccupation. Nous croyons avoir atteint le but en imaginant de petits appareils que des profanes peuvent manipuler sans aucun entraînement (1). Mais ils ne sont pas indispensables, les méthodes indiquées ici permettant de se passer d'eux. Elles sont basées sur le fait bien connu que les poids respectifs des principaux éléments : urée, acide urique, chlorures, acide phosphorique, sont en relation étroite avec la densité dans une urine normale. Dans celle-ci par exemple, le poids des chlorures égale les deux derniers chiffres de la densité multipliés par 0,46. Si, déduction faite du sucre et de l'albumine, la densité est 1.020 par exemple, le poids des chlorures sera $20 \times 0,46 = 9^{g},20$ à l'état normal ; si la densité

(1) Ces appareils sont construits par Aymonin, 77, rue du Cardinal-Lemoine, à Paris.

est 1.010 sans sucre ni albumine, le taux des chlorures devrait être $10 \times 0,46 = 4^{g},60$.

Cette considération appliquée, comme nous l'avons fait, à chaque dosage, évite à l'opérateur bien des tâtonnements; il obtient le résultat cherché en trois ou quatre étapes, voit du premier coup s'il s'écarte de la normale en plus ou en moins et de combien; il dégage en quelque sorte automatiquement un rapport urologique lié à la densité.

Notre seconde préoccupation a été d'écrire ce petit ouvrage pour faciliter l'interprétation des résultats trouvés. La clarté a été notre souci dominant. Nous voulons que les médecins et parfois les malades puissent trouver aisément la signification d'une anomalie qui leur est signalée ou qu'ils auront eux-mêmes découverte. Un index alphabétique les y aidera certainement. Ils n'y verront pas que l'énumération en tableaux des cas où tel élément normal est en excès ou en défaut, de ceux où les éléments anormaux font leur apparition, mais encore une assez longue liste de maladies avec l'indication des caractères fréquents présentés par les urines dans chaque espèce.

Les traités d'analyse d'urine ne manquent pas; la plupart sont excellents comme guides dans les laboratoires bien outillés. Bien peu, au contraire, s'inquiètent du côté pratique qui nous a obsédé.

Au courant de notre intention, le lecteur ne trouvera pas étrange que nous ne disions rien de la cryoscopie (elle commence d'ailleurs à connaître les mauvais jours), que nous taisions les subtiles et trop théoriques discussions sur l'acidité ou des réactions encore discutées comme celle de Cammidge. Nous laissons aussi de côté le dosage polarimétrique du sucre, la détermination de l'azote total, la bactériologie urinaire, ses applications naissantes à la formation des cristaux. A peine donnons-nous la signification des éléments histologiques, sans figures, qu'on trouvera, si besoin est, dans tous les ouvrages similaires. La toxicité des urines ne pouvait non plus trouver place ici; mais entre temps, à propos de l'odeur, de la tension superficielle dans la typhoïde, nous avons indiqué des moyens commodes de les révéler.

En somme, tout ce qui était trop théorique, hérissé de formules et de chiffres, a été éliminé ou nous a mis dans l'obligation de dresser des tables pour éviter toutes sortes de calculs au lecteur parfois brouillé avec l'arithmétique.

Nous croyons rendre service aux pharmaciens et médecins sans laboratoire, peut-être aussi aux malades. Si les uns et les autres veulent bien nous lire attentivement et appliquer nos méthodes, nous osons espérer qu'ils nous seront reconnaissants d'avoir travaillé pour leur épargner de la peine. Mais qu'ils ne se méprennent point sur nos réelles prétentions; elles ne sont pas telles que le laboratoire ne doive être consulté dans les cas difficiles. En revanche, ils trouveront ici les moyens de lever tous les doutes courants.

LES ANOMALIES DE L'URINE

CHAPITRE PREMIER

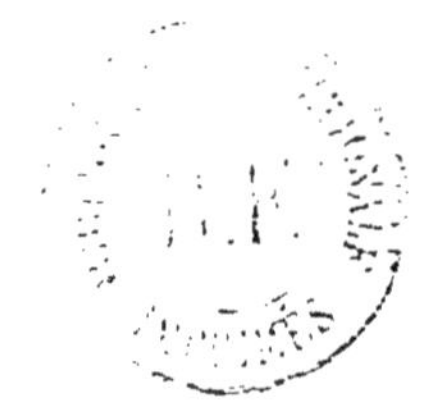

GÉNÉRALITÉS

RÉCOLTE ET CONSERVATION DES URINES

SOMMAIRE. — Plan de l'ouvrage. Remarques très importantes sur la récolte et la conservation des urines. Il serait bon de remettre au chimiste le volume des 24 heures en autant de fioles que d'émissions. A défaut, porter le volume des 24 heures en deux parts distinctes, urines de nuit et urines de jour.

Il faut renouveler la même analyse plusieurs fois à quelques jours d'intervalle.

Dans la grossesse il est prudent de rechercher souvent l'albumine.

Conservation des urines.

Le mauvais aspect de l'urine est rarement l'indice d'un danger.

L'urine peut déceler un mauvais fonctionnement de l'organisme pour trois causes.

1° Un, plusieurs, ou tous les éléments qui la composent (voir tableau, page 23) s'y trouvent en plus forte ou plus faible quantité que d'habitude. Ex. : Il y a trop d'acide phosphorique ou pas assez d'urée ;

2° Des éléments font leur apparition, qui ne se rencontrent pas dans les urines ordinaires. Ex. : Du sucre, de l'albumine ;

3° Les deux causes ci-dessus sont réunies ; nous trouvons par exemple de l'albumine et une grosse diminution de certains ou de tous les éléments permanents.

Ceci nous trace le plan à suivre, consistant :

1° Dans l'étude des caractères extérieurs de l'urine ;

2° Déterminations préliminaires qualitatives ou analyse sommaire de l'urine, comprenant : la détermination de la densité et de la réaction, la recherche de l'albumine et du sucre, l'examen chimique du trouble ;

3° Dosages pratiqués d'ordinaire, s'appliquant à l'urée, l'acide urique, l'acide phosphorique, les chlorures, rarement les sulfates ;

4° Recherche et quelquefois dosage des éléments anormaux : albumine, albumoses, peptones, pus, sang, sucre, acétone, bile ; appréciation des excès d'urobiline, d'indican, etc. ;

5° Étude des maladies qui modifient les urines.

Enfin, nous consacrerons des appendices à l'analyse chimique des calculs et à l'urologie des enfants.

Recommandations très importantes. — Avant d'aborder ce plan, formulons quelques recommandations d'une importance capitale.

L'urine n'a pas la même composition aux diverses heures du jour ; on peut très bien ne pas trouver du sucre, par exemple, dans celle du matin et en découvrir dans l'après-midi ; un seul échantillon peut donc induire en erreur.

De même, au point de vue quantitatif, la teneur des éléments normaux peut aussi changer plusieurs fois dans la journée, et l'essai d'un petit échantillon serait tellement peu concluant qu'il contribuerait sans doute à fausser le diagnostic, non toujours sans danger.

Pour cette double raison, *il faut au moins conserver les urines de 24 heures : uriner par exemple avant le déjeuner de midi, rejeter ce premier liquide, mais réunir tout celui qui sera émis jusqu'avant le déjeuner de midi le lendemain. Bien entendu, il convient d'uriner avant d'aller à la garde-robe ou pendant la défécation et alors dans un urinal (pistolet).*

Il n'est pas indispensable toutefois de remettre au laboratoire tout ce volume des 24 heures ; à la condition de bien le noter, si on est pourvu des vases gradués nécessaires, il suffit pour l'analyse de prélever sur cette masse des 24 heures un échantillon d'environ un demi-litre.

S'en tenir à la recommandation ci-dessus est nécessaire, mais pas toujours suffisant ; dans certains cas, en effet il serait bon d'avoir, pour chaque émission, une fiole bien propre, bien lavée, surtout si elle a déjà renfermé du sirop, des alcools ou du lait. Une étiquette indiquerait l'heure de l'émission dans la matinée, l'après-midi ou la nuit.

Nous avions donné cette bonne habidude aux Siamois pourtant réputés encore arriérés. Si elle paraît impraticable en France, *il serait au moins à souhaiter que soient faites deux parts : une pour les urines du jour y compris celles du coucher, la deuxième pour celles de la nuit et du lever.*

Dans le cas où une approximation grossière du volume serait suffisante pour apprécier par exemple s'il y a persistance de l'augmentation ou de la diminution des quantités par rapport à la moyenne, on pourrait se rappeler les quelques contenances ci-dessous :

Bouteilles ordinaires = 1 litre....	=	5 verres à eau.
Saint-Galmier et eaux minérales....	=	600 à 700 cm³.
Bouteille à champagne	=	942 cm³.
Bouteille à fine champagne.........	=	420 cm³.
Bouteille à chartreuse	=	758 à 760 cm³.

2° *Une seule analyse ne suffit pas, car si la composition de l'urine change parfois aux diverses heures de la journée, il est naturel de penser qu'elle peut aussi varier du jour au lendemain et qu'aucun résultat ne sera probant s'il n'indique une certaine continuité.*

En particulier chez les femmes enceintes, la recherche de l'albumine devrait être faite au moins une fois par mois durant les six premiers mois et au moins une fois par semaine et mieux tous les jours durant les trois derniers. L'albumine peut faire son apparition d'un jour à l'autre, quelquefois seul symptôme d'une éclampsie possible à laquelle il est prudent de parer.

L'urine, surtout l'été, entre vite dans la première phase de la fermentation acide. *Si l'analyse ne peut en être faite tout de suite, la conservation en sera assurée par l'addition d'un comprimé d'oxycyanure de mercure à* 0,25 *pour chaque* 1.500 *centimètres cubes de liquide.*

Eviter toutefois les comprimés colorés. Cet antiferment est préférable à tous les autres en ce qu'il ne trouble aucune recherche et conserve jusqu'à l'odeur de l'urine, y compris l'acidité, augmentant à peine la densité de 1/17 de gramme.

Ajoutons que pour deux causes différentes étudiées plus loin, les urines au moment des chaleurs ou des grands froids acquièrent assez vite mauvaise mine. C'est là un sujet d'alarmes le plus souvent vaines, car le danger couve rarement sous cet aspect rébarbatif.

Sachons tout de suite que ces vilaines urines s'éclairciront généralement : l'été, par addition de quelques gouttes de vinaigre, et l'hiver en les chauffant légèrement ou mieux ajoutant un peu d'eau chaude.

VOLUME

SOMMAIRE. — La quantité moyenne rendue en vingt-quatre heures par un adulte mâle est de 1.400 à 1.500 centimètres cubes, un peu plus faible chez la femme. Un volume notoirement supérieur et persistant constitue la polyurie. Il y a oligurie dans le cas contraire, anurie dans les cas de quasi-suppression.

Il faut nécessairement tenir compte du tempérament individuel, des boissons absorbées, des sueurs émises, des diarrhées, etc., qui augmentent ou diminuent le volume.

La quantité d'urine éliminée dans les vingt-quatre heures est liée au poids du corps ; mais ce terme de poids doit être entendu dans le sens que lui donnent les physiologistes et, pour éviter les théories, nous dirons simplement *qu'un homme moyen éliminera normalement en vingt-quatre heures* 1.400 *à* 1.500 *centimètres cubes.*

Chez la femme, la quantité est généralement un peu plus faible : 1.000 *à* 1.200 *centimètres cubes par jour.*

Comme nous allons le voir, bien des causes, en dehors même de la maladie, influencent le volume journalier. *Il serait donc imprudent de juger anormale la quantité éliminée d'après ce qu'elle est seulement le jour où l'analyse est pratiquée.*

Naturellement, il faut constater que l'anomalie se manifeste durant une ou deux semaines d'une façon permanente pour retenir ce signe. Comme il va lui-même influencer la densité, le besoin nous apparaît de pratiquer au moins deux ou trois examens plus ou moins complets à quelques jours d'intervalle.

Si, sans explication suffisante, le volume se maintient avec une certaine constance notoirement au-dessus de 1.400, 1.500 centimètres cubes, on dit qu'il y a *polyurie*, et *oligurie* dans le cas contraire.

La réduction à 0 ou à un chiffre infime constitue l'*anurie*, phénomène toujours grave (hors les cas d'hystérie) s'il dure assez pour aboutir aux mortels accidents urémiques, c'est-à-dire à l'empoisonnement de l'organisme par les toxines de l'urine.

La diminution graduelle de la quantité journalière d'urine, passant par exemple en deux ou trois étapes de 1.800 à 1.100 centimètres cubes, 600 centimètres cubes est généralement un très mauvais signe, bien que, dans les états les plus graves, le volume puisse rester normal jusqu'à la fin.

Il n'est pas rare qu'aux approches de la mort la sécrétion normale se rétablisse et s'exagère même jusqu'à la polyurie Ce phénomène, de salutaire qu'il eût pu être en temps opportun, est loin d'être rassurant quand il se montre trop tard, alors que le poison a fait son œuvre.

Pour mieux préciser le sens des mots polyurie et oligurie, il nous paraît nécessaire d'ajouter que l'écart peut être assez considérable autour du chiffre 1.400 ou 1.500 à ne point considérer comme d'une fixité inébranlable.

Tout ceci est affaire d'appréciation momentanée, redisons-le bien dans l'intérêt des timorés ; le tempérament individuel, la boisson, les aliments, la sueur, les médicaments, etc., jouant un très grand rôle ; il faut savoir faire leur part à ces facteurs et d'autant mieux qu'on urine généralement au delà des quantités de liquide ingérées.

Cette remarque bien établie, voyons en quels cas se manifestent la polyurie, l'oligurie ou l'anurie.

VARIATIONS DU VOLUME

VOLUME

AUGMENTÉ (POLYURIE)

Boissons (diminution de densité).
Diurétiques.
Diabètes (sucré, azoturique, phosphaturique, hyperchlorurique). Augmentation de densité.
Diabète insipide ou **Polyurie** simple : densité faible sans autres signes anormaux. Le volume égale souvent 10 litres et plus en vingt-quatre heures, et la densité peut descendre à 1.002 (hystérie, anémies, lésions du 4e ventricule).
Maladies des voies urinaires : polyurie assez faible de 3 litres en moyenne, mais montant jusqu'à 5 et 6 dans les cas déjà avancés ; il est rare alors que les urines purulentes s'éclaircissent par le repos. Elles s'éclaircissent, au contraire, avec des polyuries plus légères et peuvent même sortir limpides, la polyurie précédant la suppuration. Il faut remarquer que cette polyurie est plus grande de nuit que de jour, et que la densité plutôt faible des urines et l'absence de sucre ou d'un excès de composés azotés évitent la confusion avec les urines de l'un des diabètes.
Tuberculose rénale : la polyurie avec urines purulentes est rarement constante, apparaissant par intervalles de quelques heures ou de quelques jours pour faire place à des urines limpides.
Sclérose du rein : densité faible ; 1, 2, 3 et même 4 litres par jour (albumine et cylindres hyalins).
Résorption d'épanchements (convalescence de la néphrite aiguë et surtout résorption des œdèmes dans les maladies de cœur. Le volume des urines, qui était très restreint, atteint souvent plusieurs litres en vingt-quatre heures avec densité faible (ordinairement premier signe de la guérison).
Goutte, Gravelle : ordinairement 1.800 à 2.200 centimètres cubes, diminuant pendant l'attaque jusqu'à 800, 1.000, et moins chez les femmes.
Anévrisme de l'aorte : arthrite tuberculeuse, mal de Pott (polyuries graves).
Défervescence des maladies fébriles (pneumonie, typhoïde, ictère catarrhal, fin des coliques hépatiques).
Néphrite interstitielle (2, 4 et 5 litres). Se méfier quand le volume baisse.
Néphrite par artério-sclérose.

DIMINUÉ (OLIGURIE)

Médicaments (cantharides, arsenic, fer, opium, ciguë).
Chaleurs de l'été : sudorifiques.
Fièvres : diminué jusqu'à la défervescence. Ordinairement, plus la fièvre est forte, plus le volume baisse, tandis que la densité augmente.
Formation d'exsudats (œdèmes, ascite, épanchement pleural, etc.).
Diarrhées (surtout choléra).
Lésions valvulaires du cœur et toutes affections où la pression artérielle est diminuée.
Lésions graves anciennes et complexes de l'appareil urinaire : traumatismes accidentels et chirurgicaux. Excitation très vive de la vessie.
Néphrite parenchymateuse aiguë ou chronique : souvent moins de 500 centimètres cubes et parfois 100 centimètres cubes. En général, diminution proportionnelle à la gravité de la lésion rénale. Densité variable, albumine, cylindres et souvent sang.
Maladies de foie (cirrhose hypertrophique alcoolique, foie cardiaque, hépatite paludéenne aiguë, dégénérescence graisseuse, cancer du foie, ictère grave, syphilis).

SUPPRIMÉ (ANURIE)

Par compression (calcul, tumeur du col de la matrice).
Par occlusion (calcul des uretères, cristaux d'acide urique dans les canalicules. Débuts et lendemain de coliques néphrétiques).
Néphrites.
Congestions du rein à la suite de maladies cardio-pulmonaires.
Intoxications.
Choléra.
Péritonite aiguë.
Hernie étranglée.
Lésions de l'appareil digestif.
Brulures étendues.
Traumatismes du rein.
Hystérie (sans accidents urémiques).

ASPECT

SOMMAIRE. — Le trouble des urines dès l'émission ou quelques heures après est dû, généralement, à du pus ou du sang. Toutefois des urines rendues fort troubles et dites jumenteuses à cause de leur aspect s'éclaircissent par l'addition de vinaigre avec ou sans effervescence et révèlent des troubles digestifs sans gravité chez les dyspeptiques.

Les urines chyleuses et graisseuses des pays chauds sont fort rares chez nous.

Il ne faut pas confondre le trouble avec un léger manque de transparence à peine accusé.

Il faut distinguer aussi le trouble dû à la fermentation ou au froid de l'hiver, mais retenir toutefois les dépôts colorés d'urates et d'acide urique si les rigueurs de la température ne suffisent pas à les expliquer.

Normalement, l'urine doit être, à l'émission, une belle liqueur jaune ambré, très limpide, couronnée, si on l'agite, par une légère mousse blanche.

Par le repos, surtout si elle émane d'une femme, elle donnera naissance à un léger nuage d'aspect muqueux (nubécula) qui gagne le fond du vase sans s'y tasser. Il est dû à des traces de nucléo-protéïnes auxquelles, chez les femmes, vient s'ajouter du mucus vaginal.

Comme il ne change pas en mal l'aspect du liquide, personne, avec raison d'ailleurs, ne songe à s'en effrayer.

Il n'en va pas de même des urines troubles, indice d'un état pathologique plus ou moins grave, si le manque de limpidité ne peut s'expliquer par la fermentation dans une urine déjà ancienne ou par la précipitation des urates quand il fait assez froid.

Quoi qu'il en soit, en présence d'une urine trouble, deux hypothèses sont à envisager, résumées pour plus de clarté dans le tableau ci-dessous, que nous commenterons ensuite pour le reproduire plus complet à la fin du chapitre.

URINES TROUBLES	**A** URINES RENDUES TROUBLES ou se troublant très vite après l'émission.	Le trouble est dû le plus souvent à du pus ou du sang (hors le cas des urines jumenteuses et celui, excessivement rare dans nos climats, des urines chyleuses et graisseuses).
	B URINES RENDUES LIMPIDES, mais devenues troubles beaucoup plus tard dans la suite et pour des causes naturelles (froid ou fermentation).	Elles ne doivent nous arrêter que si la fermentation s'est produite trop vite ou si le froid n'est pas assez vif pour expliquer un dépôt coloré d'urates ou d'acide urique.

A. **Urines troubles dès l'émission ou le devenant quelques heures après au plus tard.** — Ce sont des urines plus ou moins pathologiques, la nature du trouble important d'ailleurs plus que son abondance et le mauvais aspect inhérent.

C'est ainsi par exemple que les urines dites *jumenteuses*, très troublées par des phosphates en milieu alcalin généralement carbonaté et dont quelques gouttes d'acide ou de vinaigre auraient raison, indiquent, en particulier chez les dyspeptiques, une simple perturbation digestive sans grosse importance immédiate. Elles se rencontrent aussi dans quelques états neurasthéniques.

Non moins effrayantes, mais cette fois à plus juste titre, sont les urines grasses et chyleuses, bien plus connues dans les pays chauds que chez nous. Troubles, d'aspect laiteux, disposées en deux ou trois couches, assez souvent sanglantes, tachant le papier, quelquefois solidifiées comme de la gelée, ces urines s'éclaircissent toujours peu ou prou par agitation avec l'éther, le sulfure de carbone, le chloroforme. Elles accompagnent la plupart du temps les maladies du foie.

On rencontre, en outre, des urines couvertes à leur surface d'une légère couche huileuse tachant aussi le papier ; quand celle-ci n'est pas d'origine alimentaire ou médicamenteuse, elle peut coïncider avec les maladies calculeuses du pancréas, la dégénérescence graisseuse des reins, la grossesse, les cystites et uréthrites.

Enfin quelques urines ne sont jamais d'une limpidité parfaite à raison le plus souvent de leur réaction et de la disparition d'acide carbonique libre qui solubilisait les phosphates. Mais, en l'espèce, au moins durant les premières heures, il s'agit plutôt d'une opalescence que d'un trouble.

Les maladies qui, à ce point de vue, donneront lieu à quelques remarques, seront signalées au chapitre VI.

Entre temps, l'étude des dépôts (p. 36) nous fournira quelques renseignements complémentaires sur la question.

Ce qu'il faut surtout savoir, c'est qu'en dehors des quelques cas particuliers passés en revue plus haut (urines jumenteuses, huileuses, graisseuses, fermentées ou ayant subi l'action du froid), le trouble dès l'émission ou immédiatement après est presque toujours attribuable à du sang et surtout du pus.

Nous apprendrons à caractériser chimiquement et morphologiquement ces deux éléments préjudiciables à la limpidité (p. 74 et 79).

Il convient de retenir dès maintenant qu'avec eux le dépôt se fait plus ou moins vite, suivi d'une clarification plus ou moins parfaite de l'urine surnageante. Si le liquide supérieur ne récupère point sa limpidité naturelle, il est permis de prévoir des lésions profondes graves et étendues de l'appareil urinaire.

En résumé, les urines chyleuses étant fort rares chez nous, les urines jumenteuses faciles à caractériser, *la seule cause pathologique du trouble des urines dès l'émission sera neuf fois sur dix la présence de sang ou de pus.*

B. Trouble attribuable à des causes naturelles. — Reste le deuxième cas, celui où le manque de limpidité de l'urine n'a pas la même valeur diagnostique.

L'urate de soude est bien moins soluble à froid qu'à la température du corps humain; ainsi s'explique que les matins d'hiver on découvre fort troubles parfois les urines du coucher. Ceci n'est rien quand le froid est vif, et il suffit, pour l'éclaircir, si le fait d'uriner de nouveau dans le vase ne suffit pas, de réchauffer l'urine jusqu'à 36° ou 40° ou mieux d'ajouter un peu d'eau chaude.

En revanche, quand la température n'est pas trop basse, semblable trouble ou dépôt, généralement de couleur rosée ou rouge brique, peut faire préjuger un excès d'urates, l'élimination de ceux-ci étant d'ailleurs plus forte l'hiver que l'été.

Fermentation. — Ce n'est pas tout. Sous l'influence de multiples ferments, l'urine ne tarde pas à se transformer et d'autant plus aisément qu'il peut exister des causes prédisposantes dont une composition anormale avec une température atmosphérique favorable.

Cette fermentation de l'urine se produit en deux phases: dans la première, l'acidité augmente à la suite de phénomènes d'oxydation interne; un premier précipité d'urates va se former, dû, non plus au froid, mais à l'acidité trop forte du milieu. Puis, cette acidité augmentant encore, les urates sont décomposés et, ce sont alors des cristaux d'acide urique qui déposent, accompagnés souvent d'oxalate de chaux cristallisé.

Dans la seconde phase de la fermentation, l'urine devient ammoniacale, par conséquent alcaline, bleuissant le papier rouge de tournesol; une odeur répugnante ne tarde pas à se manifester. L'urée est devenue du carbonate d'ammoniaque, l'acide urique a disparu, transformé en urates insolubles qui troublent fortement le liquide, aidés par du phosphate de chaux amorphe et du phosphate ammoniaco-magnésien.

Ce dernier corps forme parfois à la surface du liquide une pellicule blanche appelée *Kyestéine* et dont certains mauvais observateurs ont voulu faire un signe infaillible de grossesse, oubliant qu'elle se manifeste aussi bien dans les urines de l'homme.

Quoi qu'il en soit, *une urine serait anormale qui, peu d'heures seulement après son expulsion, arriverait à cette deuxième phase de la fermentation ammoniacale, celle-ci ne devant régulièrement se produire que quelques jours ou même plusieurs semaines après l'émission.*

Reprenons maintenant dans un nouveau tableau cette classification plus complète des urines troubles dont il faudra d'ailleurs reparler à propos du dépôt.

URINES			
ÉMISES LIMPIDES	Fébriles :	Limpides à l'émission, mais troublées très rapidement par le refroidissement, surtout en hiver, avec dépôt rougeâtre briqueté d'acide urique et d'urates acides.	
	Goutteuses, gravelleuses :	Avec dépôt briqueté plus ou moins abondant d'acide urique et d'urates, existant rarement dès l'émission, mais augmentant par le refroidissement et plus ou moins redissous à 40° par l'urine entière.	
	Hépatiques :	Limpides ou à peine troubles, mais se troublant par le repos avec sédiment briqueté d'urates.	
	Urines normales	ayant fermenté dans les délais voulus ou subi l'action du froid.	
	Urines émises limpides mais fermentant trop vite	Maladies des voies urinaires. Diabète.	
ÉMISES LÉGÈREMENT TROUBLES	Nerveuses :	Quelquefois très légère opalescence.	
	Néphrite chronique interstitielle.		
	Diabète sucré :	Quelquefois très légère opalescence.	
	Urines peu acides ou neutres	laissant déposer leurs phosphates.	
ÉMISES TROUBLES	Urines jumenteuses :	Léger trouble digestif chez les dyspeptiques ou neurasthénie.	
	Urines chyleuses	très rares en Europe : Maladies du foie le plus souvent.	
	Urines huileuses	Origine alimentaire ou médicamenteuse. Calculs du pancréas. Dégénérescence graisseuse des reins. Grossesse. Cystites, uréthrites.	
	Urines purulentes ou sanglantes	s'éclaircissant plus ou moins complètement par le repos suivant la gravité et l'étendue des lésions.	Maladies de l'appareil urinaire y compris la néphrite aiguë dont les urines rappellent le bouillon trouble.

CONSISTANCE

Il y a peu de chose à dire sur la consistance.

Les urines bilieuses, purulentes, sanglantes, jumenteuses sont plus ou moins épaisses, le dépôt y prenant des aspects boueux, diversement coloré selon sa complexité.

Dans les cas graves, les urines chyleuses perdent leur fluidité et se solidifient comme de la gelée ; elles sont alors, tels des calculs, éliminées au prix de violents efforts et de grandes douleurs. Il en va d'ailleurs de même avec certains caillots sanguins.

Quant à la mousse, sa couleur, son abondance, sa finesse peuvent faire soupçonner parfois la présence d'albumine ou de bile. Nous y reviendrons en étudiant la recherche particulière de ces éléments.

COULEUR

Sommaire. — Aux pigments normaux qui colorent plus ou moins les urines peuvent s'ajouter un excès d'urobiline ou d'indican dont les traces ne se laissent point constater en temps ordinaire. Peuvent aussi faire leur apparition les pigments colorants du sang ou de la bile.

Le passage de certains médicaments dans l'urine peut être une cause d'erreur.

Urines hémaphéiques et alcaptoniques.

La couleur normale jaune ambré de l'urine est due à deux pigments principaux : l'urochrome jaune et l'uroérythrine rouge, dont les variations jointes à celles de l'urobiline et de l'hématoporphyrine donnent les sept teintes de l'échelle de Vogel.

L'uroérythrine domine généralement dans les urines

arthritiques, et c'est elle qui colore en rouge brique ou orangé les dépôts d'urates et d'acide urique qui agissent comme mordants.

D'autres pigments peuvent venir s'ajouter aux colorants ordinaires, et leur présence insolite indique un trouble dans l'organisme. Il en est ainsi lorsque passent dans l'urine du sang, de la bile, un excès d'urobiline ou d'indican, parfois les chromogènes de ces deux dernières substances qui, eux, ne développent leur couleur, par oxydation, que plus ou moins tard après l'émission, aboutissant à des teintes rouges, bleues, noires, etc.

Un excès d'urobiline et d'indican donne les urines dites *hémaphéiques* qu'à première vue on supposerait contenir des pigments biliaires, si leur mousse n'était incolore comme celle des urines ordinaires.

En dehors des pigments normaux et anormaux, il convient de signaler les acides homogentisique et uroleucique qui, isolément ou réunis, font les urines *alcaptoniques.* Celles-ci, peu colorées à l'émission, brunissent peu à peu et réduisent la liqueur de Fehling, cause d'erreur dont il faudra se méfier.

Dans quelques cas très graves, alors même qu'elles ne contiennent pas du sang, les urines prennent avec une odeur gangréneuse une couleur brun noirâtre sale. Le pronostic devient alors des plus fâcheux.

Enfin, certains médicaments (phénols, acide chrysophanique, santonine, pyramidon, sulfonal, bleu de méthylène, etc.) colorent diversement les urines, et nous aurons à signaler leur présence possible à propos de la recherche du sang ou de la bile.

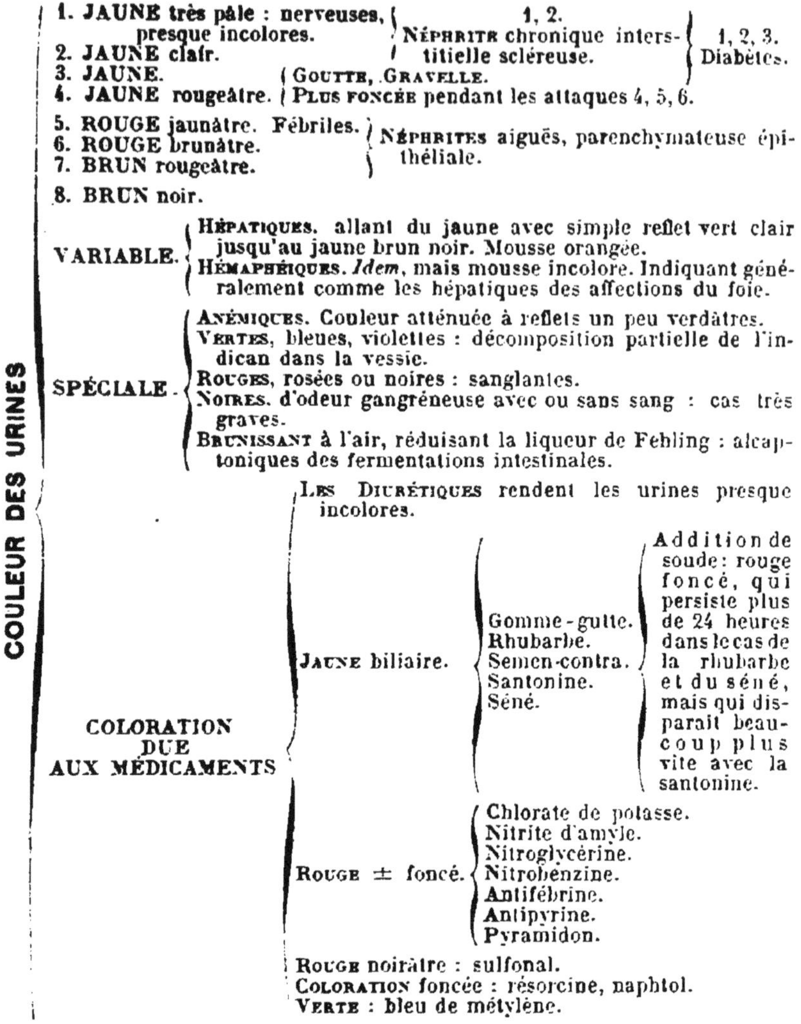

COULEUR DES URINES

- 1. **JAUNE** très pâle : nerveuses, presque incolores. — 1, 2. Néphrite chronique interstitielle scléreuse. — 1, 2, 3. Diabètes.
- 2. **JAUNE** clair.
- 3. **JAUNE**. — Goutte, Gravelle.
- 4. **JAUNE** rougeâtre. — Plus foncée pendant les attaques 4, 5, 6.
- 5. **ROUGE** jaunâtre. Fébriles. — Néphrites aiguës, parenchymateuse épithéliale.
- 6. **ROUGE** brunâtre.
- 7. **BRUN** rougeâtre.
- 8. **BRUN** noir.
- VARIABLE.
  - Hépatiques. allant du jaune avec simple reflet vert clair jusqu'au jaune brun noir. Mousse orangée.
  - Hémaphéiques. *Idem*, mais mousse incolore. Indiquant généralement comme les hépatiques des affections du foie.
- SPÉCIALE.
  - Anémiques. Couleur atténuée à reflets un peu verdâtres.
  - Vertes, bleues, violettes : décomposition partielle de l'indican dans la vessie.
  - Rouges, rosées ou noires : sanglantes.
  - Noires, d'odeur gangréneuse avec ou sans sang : cas très graves.
  - Brunissant à l'air, réduisant la liqueur de Fehling : alcaptoniques des fermentations intestinales.
- COLORATION DUE AUX MÉDICAMENTS
  - Les Diurétiques rendent les urines presque incolores.
  - Jaune biliaire.
    - Gomme-gutte. Rhubarbe. Semen-contra. Santonine. Séné. — Addition de soude : rouge foncé, qui persiste plus de 24 heures dans le cas de la rhubarbe et du séné, mais qui disparaît beaucoup plus vite avec la santonine.
  - Rouge ± foncé.
    - Chlorate de potasse.
    - Nitrite d'amyle.
    - Nitroglycérine.
    - Nitrobenzine.
    - Antifébrine.
    - Antipyrine.
    - Pyramidon.
  - Rouge noirâtre : sulfonal.
  - Coloration foncée : résorcine, naphtol.
  - Verte : bleu de métylène.

ODEUR

Sommaire. — A l'état de santé, les aliments et médicaments influencent l'odeur de l'urine. Les urines pathologiques sont parfois caractéristiques. M. le professeur Florence a indiqué une réaction de pronostic basée sur l'isolement de l'odeur.

L'odeur presque agréable de l'urine normale fraîche est due à des traces d'acides volatils. Elle devient déjà mauvaise (odeur urineuse) avant que l'urine n'ait fermenté, acquérant alors une forte odeur ammoniacale.

A l'état de bonne santé, les aliments et médicaments ont une influence sur l'odeur de l'urine.

Dans les urines pathologiques, diverses odeurs sont caractéristiques et étaient naguère encore un élément de diagnostic pour certains praticiens à l'odorat exercé.

Le tableau ci-dessous nous dispensera de longs développements.

ODEURS

- URINES NORMALES
  - L'Urine des nourrissons n'est pas odorante.
  - Odeur urineuse avant la fermentation.
  - Odeur ammoniacale dans la deuxième phase de fermentation.
  - Influence des aliments
    - Ail, Chou, Cresson : Odeur sulfureuse.
    - Asperges : Odeur spéciale de mercaptan détruite par quelques traces de sulfate de cuivre ou de permanganate.
  - Influence des médicaments
    - Phosphore, phosphures, cacodylates : Odeur alliacée.
    - Valériane, pensée sauvage : Odeur urine de chat.
    - Térébenthine : Odeur de violette détruite par la distillation en présence d'acide tartrique.
    - Santal, Copahu : Odeur aromatique se rapprochant de celle de la violette.
    - Goménol : Géranium.
    - Terpine : Jacinthe.
  - L'absence d'odeur de l'urine après l'ingestion de ces divers produits devrait faire craindre une maladie des reins ou tout au moins une mauvaise absorption intestinale. Cette épreuve pourrait presque servir de pendant à celle du bleu de méthylène.
- URINES PATHOLOGIQUES
  - Odeur ammoniacale dès l'émission : Cystite ou sondage peu aseptique.
  - Odeur fétide : Urines purulentes.
  - Foin coupé, pomme, chloroforme, alcool : Acétonurie.
  - Bouillon de veau plus ou moins aigre : Albuminurie.
  - Odeur de trèfle : Oxalurie.
  - Odeur gangréneuse surtout dans urines noires : Cancer du rein ou de la vessie. Mauvais présage.
  - Odeur de marée : Urine des périodes menstruelles.
  - Odeur de pain bouilli : Typhoïde.
  - Odeur de suif : Cystine dans urines hépatiques.
  - Odeur de tilleul argenté isolée par la méthode de Florence indiquée ci-dessous : Pronostic sombre.

En 1908, dans le *Bulletin des Sciences pharmacologiques*, M. le professeur Florence laissa entrevoir une grande corrélation entre certaines odeurs d'urines pathologiques et la présence de ptomaïnes ou de leucomaïnes à l'état de traces et impossibles à déceler chimiquement.

Pour isoler ces parfums, il recommande de faire bouillir l'urine, serait-elle putréfiée, avec un peu de liqueur de Fehling dont l'alcalinité intervient heureusement. Après refroidissement, on agite avec de l'éther; après repos, celui-ci est absorbé à la partie supérieure par un tortillon de papier filtre ou de coton hydrophile sur lequel il s'évapore, laissant des odeurs diverses; mais, fait intéressant à noter, dans les maladies les plus variées, mais graves, reparaît toujours, suave et pénétrant, le même parfum de fleur de tilleul argenté. Il s'animalise quelques jours après. La présence de ce parfum, son intensité, sa persistance seraient, d'après l'auteur, un signe très grave indiquant l'élaboration d'une autotoxine dans les tissus en déchéance. Au contraire, l'absence de cette odeur spéciale, son remplacement même par une autre, serait de bon augure.

RÉACTION

Sommaire. — L'urine normale doit être légèrement acide. Si elle est alcaline, il convient de distinguer entre l'alcalinité ordinaire et l'alcalinité ammoniacale, qui n'ont pas même signification au point de vue pathologique. Ne pas oublier d'ailleurs que la première peut résulter de l'alimentation et surtout des boissons ingérées.

Urines neutres, urines trop peu ou trop acides. Appréciation pratique du degré d'acidité à l'aide du papier de tournesol et de la résazurine.

Dosage de l'acidité.

L'urine normale doit être légèrement acide à l'émission. Cette réaction est due à l'acide carbonique libre, à l'acide urique ou plutôt aux urates acides et surtout aux phosphates acides.

Seront donc anormales, mais non pas forcément pathologiques, des urines neutres dites amphotères, alcalines, hyperacides et même trop faiblement acides.

Urines neutres et alcalines. — Il n'y a pas d'inquiétude à avoir si la neutralité ou l'alcalinité peuvent s'expliquer par une cause alimentaire : ingestion d'eaux minérales alcalines, de fruits (prunes, raisins, pommes, groseilles), les acides organiques passant dans l'urine à l'état de carbonate.

Mais, cette explication écartée, l'absence d'une légère acidité dès l'émission constitue un caractère important.

En premier lieu, l'acidité peut être, en effet, neutralisée par du sang en proportion d'ailleurs assez forte pour n'avoir pas manqué d'attirer l'attention. De plus une réaction neutre peut indiquer un commencement de putréfaction dans une vessie endommagée.

Inutile de dire que les urines neutres sont celles qui ne bleuissent pas le papier de tournesol rouge et ne rougissent point le bleu.

Pour ce qui est des urines alcalines, il faut distinguer entre l'alcalinité ordinaire et l'alcalinité ammoniacale.

Les premières (alcalines ordinaires) sont liées à certaines anémies ou maladies aiguës (pneumonie, typhoïde, vomissements de la grossesse, sténose pylorique avec dilatation d'estomac, gastrites chroniques, résorption de transsudats alcalins, hémorragies intestinales, etc.).

Les deuxièmes (alcalines ammoniacales) révèlent ou un mauvais état de la vessie ou un diabète le plus souvent avancé.

Ces urines ammoniacales comportent toujours un fort dépôt de phosphate ammoniaco-magnésien, et leur odeur est déjà caractéristique. Pour y déceler plus sûrement l'ammoniaque, il suffit :

1° D'approcher du récipient qui les renferme le bouchon d'un flacon d'acide chlorhydrique et de constater la formation de fumées blanches de chlorhydrate ;

2° De les chauffer avec ou sans potasse dans un tube à essai ; un papier de tournesol rouge et humide bleuit dans la vapeur qui émane du liquide. Ce même papier bleui, chauffé avec précaution, redevient rouge de par la volatilité de l'ammoniaque.

En cas d'alcalinité ordinaire, au contraire, le papier ne bleuit que s'il est plongé dans l'urine et le changement de couleur persiste après dessiccation.

Il est bon, quand on soupçonne une maladie de vessie, d'essayer la réaction ammoniacale avec les dernières gouttes d'une miction, les seules qui, en l'espèce, soient parfois alcalines, les premières ne l'étant pas toujours.

Urines acides. — Il n'est pas de problème plus controversé en théorie que le dosage exact de l'acidité urinaire ; il n'en est pas de plus délicat à pratiquer, car une foule de facteurs viennent le compliquer, entre autres : 1° l'obligation de faire porter l'examen sur une urine fraîche ou bien conservée ; 2° le choix du réactif indicateur et l'appréciation d'un bon virage ; 3° l'expression des résultats, variables et avec l'indicateur choisi et le fait que les calculs s'établissent tantôt en acide oxalique, sulfurique, phosphorique, etc.

A l'heure actuelle, le défaut d'unification aboutit à ce que la lecture d'un résultat en chiffres ne dit rien au lecteur d'une feuille d'analyse s'il n'est point chimiste, et mieux vaudrait lui indiquer simplement si l'acidité est faible ou considérable.

Aussi, sans nous engager dans les théories, allons-nous donner deux systèmes pratiques et très suffisants dans la majorité des cas.

Ils sont basés sur les constatations ci-dessous :

1° Le papier bleu de tournesol rougit d'autant plus que l'urine est plus acide ;

2° L'excès d'acidité (hyperacidité), est, neuf fois sur dix, le résultat, non d'un excès de phosphates acides, mais de la présence dans l'urine d'acides organiques libres (lactique, hippurique, diacétique, β-oxybutyrique), acides qu'on ne trouve qu'à l'état de traces ou même pas du tout dans l'urine normale.

Ceci étant :

1° Trempons un papier bleu de tournesol dans notre urine; normale, elle lui communiquera une teinte lie de vin un peu sombre; il deviendra rose pâle si l'acidité est faible, inférieure à la normale, mais tournera tout de suite au rouge franc avec un excès d'acide ; tel est, soit dit en passant, le cas habituel des urines arthritiques ;

2° Ce n'est pas tout. Ce même papier de tournesol pourrait rester bleu, simple preuve que l'urine examinée n'est pas acide à son égard. Il n'empêche qu'elle peut tout de même renfermer les acides énumérés plus haut inactifs sur le tournesol, mais qui nous seront décelés par le rougissement de IV à V gouttes d'une solution de résazurine (à $0^{gr},20$ p. 1000 dissous d'abord dans 4 c. c. d'ammoniaque dilués au 1/10) ajoutées à 25 centimètres cubes d'urine dans un tube à essai (1).

(1) Que ceci ne nous dispense point de donner un dosage pratique de l'acidité apparente.

Dans un vase à précipiter, introduire 25 centimètres cubes d'urine

Le tableau ci-dessous va nous donner la signification qu'il convient d'attacher à ces divers tâtonnements.

REMARQUE. — L'acidité de l'urine est en raison inverse de l'acidité de l'estomac et diminue quand celle-ci augmente au moment des digestions ; l'urine passe par deux maxima d'acidité quatre ou cinq heures après les deux principaux repas, quand l'acidité du suc gastrique est elle-

fraîche ou bien conservée à l'oxycyanure de mercure, IV à V gouttes de phénolphtaléine en solution alcoolique, puis de la liqueur N/10 de soude à 5gr,5 par litre ou N/10 de potasse à 5gr,6 0/00. S'arrêter au virage rosé de la phénolphtaline.

Soit n centimètres cubes employés.

Le résultat peut s'exprimer de plusieurs façons :

1° Compter l'acidité exprimée en acide sulfurique, chlorhydrique, oxalique, phosphorique.

Le plus souvent c'est l'acide sulfurique qui est choisi.

$\frac{4,9 \times n}{25}$ = en ce cas le poids d'acide sulfurique anhydre par litre.

Dans les urines normales, ce poids doit être voisin de 1gr,20.

En acide chlorhydrique, l'acide serait : $\frac{3,65 \times n}{25}$;

En acide oxalique, $\frac{6.3 \times n}{25}$;

En acide phosphorique (bibasique), $\frac{4,73 \times n}{25}$.

2° Indiquer seulement le nombre de centimètres cubes exigés par 1 litre d'urine. Ce serait ici $n \times 40$, puisque nous avons pris 25 centimètres cubes d'urine.

Le chiffre normal égale généralement 244 centimètres cubes pour un litre ; soit sensiblement 6 centimètres cubes pour 25 cc.

Il y a donc deux moyens de conclure à l'excès d'acidité apparente.

1° Le chiffre 1g,20 en SO^4H^2 est considérablement dépassé.

2° Le nombre de centimètres cubes de solution N/10 alcaline est de beaucoup supérieur à 244 centimètres cubes par litre ou à 6 pour la prise d'essai de 25 centimètres cubes.

Remarquer que n, ce nombre de centimètres cubes de solution N/10 employés pour 25 centimètres cubes d'urine, doivent représenter sensiblement 3 fois le poids d'acide phosphorique dosé dans 1 litre de l'urine examinée. Nous verrons plus tard que dans une urine normale, l'acide phosphorique égale les deux derniers chiffres dd' de la densité $\times$ 0,125.

Donc n doit égaler sensiblement $dd' \times 0,375$. Dans une urine de 1,010 de densité par exemple, n égalera $0,375 \times 10 = 3cm^3,75$. Dans une urine de $1,020 = 20 \times 0,375 = 7^{cm^3},50$.

même tombée, maxima retardés chez les hyperchlorhydriques dont la sécrétion gastrique subsiste après la digestion.

Dans le cancer de l'estomac, au contraire, où la production d'acide chlorhydrique est presque supprimée, l'acidité de l'urine reste constante aux diverses heures de la journée.

URINES		
ALCALINES DÈS L'ÉMISSION	ALCALINITÉ ORDINAIRE SANS AMMONIAQUE	Aliments, fruits. Eaux minérales. Pneumonie dans certains cas. Typhoïde parfois. Vomissements de la grossesse. Sténose pylorique avec dilatation d'estomac Gastrites chroniques. Résorption de transsudats alcalins. Présence de sang. Hémorrhagies intestinales.
	ALCALINITÉ AMMONIACALE	Maladies de vessie. Diabète plus ou moins avancé.
NEUTRES	ALIMENTS. PRÉSENCE de sang. COMMENCEMENT de putréfaction de l'urine dans l'appareil urinaire.	
ACIDES	ACIDITÉ FAIBLE	Succédant à l'alcalinité ammoniacale. Signes d'amélioration. Urines anémiques. Urines nerveuses. Pauvreté physiologique propre à l'évolution des infections dont la tuberculose. Néphrite chronique interstitielle, scléreuse. Gastro-entérites : Acidité quelquefois considérablement atténuée surtout après vomissements acides.
	ACIDITÉ FORTE	Urines fébriles. Goutte, gravelle : hyperacides surtout pendant les accès et proportionnellement alors à l'excès d'acide urique éléminée. Néphrite aiguë, parenchymateuse, épithéliale. Diabète sucré. Le plus souvent hyperacides.

COMPOSITION DE L'URINE NORMALE

SOMMAIRE. — Extrait sec et extrait dans le vide. Calcul empirique de l'extrait en fonction de la densité à + 15°. Ce calcul est possible même quand les urines sont albumineuses ou sucrées. Toutefois la proportion de sucre ne doit pas dépasser 50 grammes par litre ni celle d'albumine 20 grammes. Moyens de tourner la difficulté dans ces cas.

Composition de l'urine normale. Relations qui lient entre eux les composants normaux. Dosé organique et dosé minéral. Comme dosé organique, on se contente généralement de la somme : urée + acide urique; comme dosé minéral, de la somme : chlorures + acide phosphorique + acide sulfurique (celui-ci calculé le plus souvent théoriquement en multipliant par 0,10 les deux derniers chiffres *dd'* de la densité).

Indosé organique et indosé minéral. Signification d'un excès d'indosé. Chiffres utiles.

Avant de passer à la recherche et au dosage des éléments normaux ou anormaux, il convient d'indiquer la répartition des composants dans l'urine normale de l'adulte.

On appelle *matière extractive des urines* ou extrait le résidu de l'évaporation d'un litre. Il s'apprécie en grammes.

Pour avoir des résultats constants dans sa détermination, le seul procédé sûr consiste à évaporer une certaine quantité donnée dans le vide sec. Mais cette méthode est peu pratique, car elle est longue, délicate et exige un matériel assez compliqué.

C'est pourquoi on se contente le plus souvent d'évaporer une centaine de centimètres cubes d'urine dans une étuve chauffée à 100°. On obtient ainsi l'*extrait à* 100°, légèrement plus faible que le premier.

Mais les causes d'erreur sont tellement nombreuses dans cette deuxième détermination, simple seulement en apparence, que l'application d'une formule empirique de calcul conduit le plus souvent à de meilleurs résultats. Bien entendu, cette formule est elle-même le couronnement de maintes comparaisons expérimentales, réalisées surtout par Amann et reprises par Vadam.

Donc, si les urines ne sont pas fermentées, une fois leur densité connue l'extrait sec s'obtiendra par simple lecture dans la troisième colonne du tableau de la page 30, la deuxième comprenant les coefficients par lesquels nous avons nous-même multiplié les deux derniers chiffres des densités de 1,001 à 1,040.

Ces coefficients s'appliquent aussi bien aux urines sucrées ou albumineuses à la condition que la proportion de sucre ne dépasse pas 50 grammes par litre ni celle d'albumine 20 grammes, ce dernier cas étant d'ailleurs assez rare, Nous verrons plus loin ce qu'il convient de faire quand le dosage indique que ces quantités maxima sont dépassées.

Répartition des composants dans l'extrait. — Pour bien apprendre à lire les feuilles d'analyse, prenons comme exemple une urine normale de densité 1.020 à + 14°.

Son extrait étant, d'après la table de la page 30, 41gr,60, voyons par quoi ils sont constitués (les résultats de composition normale donnés par divers observateurs Méhu, Würtz, Yvon, A. Gautier, Blarez, Maillard, Martz, etc., etc., étant légèrement différents, ce sont des chiffres moyens que nons avons adoptés).

URINE de 1.020 de densité à + 15° donnant 41g,60 d'extrait.

- **Extrait organique, 25g,62 par litre, contribuant sensiblement pour 9g à la densité 1.020.**
  - Dosé : 20g,50 par litre. 30 environ par 24 heures.
    - Urée 20g par litre (les deux derniers chiffres de la densité), et 30g pour 24 heures.
    - Acide urique 0g,50 par litre ($dd' \times 0^g,025$) et 0g,75 pour 24 heures.
  - Indosé : 5g,12 par litre. 7g,68 par 24 heures.
    - Traces d'acétone, d'acides biliaires, de phénols.
    - Acide hippurique, 0g,459 par litre.
    - Créatinine, 0g,51 par litre.
    - Ammoniaque, 0g,459 par litre.
    - Urobiline, 2g,55 par litre.
    - Indican, 0g,0025 par litre.
    - Traces de pigments colorants.
    - Carbone et extractif indéterminé.
- **Extrait minéral, 15g,98 par litre, contribuant sensiblement pour 11g à la densité 1.020.**
  - Dosé : 13g,7 par litre. 20g,55 par 24 heures.
    - Chlorures en NaCl = 9g,2 0/00 ($dd' \times 0^g,46$) et 13g,8 par 24 heures.
    - Acide sulfurique anhydre = 2g 0/00 ($dd' \times 0^g,10$) et 3g par 24 heures.
    - Acide phosphorique = 2g,50 0/00 ($dd' \times 0^g,125$) et 3g,75 par 24 heures.
    - L'acide phosphorique se répartit de la façon suivante :
      - Phosphates alcalins, potasse et soude bibasiques = 2/3 sensiblement.
      - Phosphates terreux, chaux et magnésie bibasiques = 1/3.
  - Indosé : 2g,28 0/00. 3g,42 par 24 heures.
    - Chaux, 0g,12 à 0g,21.
    - Magnésie, 0g,17 à 0g,25.
    - Potasse, 1g,27 à 2g,12.
    - Soude, 2g,21 à 3g,65.
    - Fer = traces.
    - Acide carbonique libre, 12 à 13cm3.
    - Azote libre, 1cm3,70.
    - Oxygène, 1cm3.

L'azote total est réparti dans l'urée, l'acide urique, l'ammoniaque et ses sels, les bases xanthiques, l'acide hippurique, l'urobiline, la créatinine, les dérivés de l'indoxyle, les traces de divers.

L'azote de l'urée = urée $\times$ 0g,98.
L'azote de l'acide urique = acide urique $\times$ 0g,021.
Un gramme d'albumine par litre augmente la densité de 0g,26.
Un gramme de sucre par litre augmente la densité de 0g,389.

L'examen de ce tableau nous permet quelques intéressantes constatations.

Première remarque. — Sur 41^{gr},60 d'extrait dans une urine normale, nous avons :

20 grammes d'urée ;
0^{g},50 d'acide urique ;
9^{g},20 de chlorures exprimés au NaCl ;
2 grammes d'acide sulfurique ;
2^{g},50 d'acide phosphorique.

De même dans une urine normale de densité 1,030, donnant 70^{gr},30 d'extrait, nous avons.

30 grammes d'urée ;
0^{g},75 d'acide urique ;
13^{g},80 de chlorures ;
3 grammes d'acide sulfurique ;
3^{g},75 d'acide phosphorique.

C'est que, dans une urine normale, les constituants sont liés entre eux et à l'extrait par des rapports déterminés dits rapports urologiques.

De ces rapports, dont la liste est très étendue (voir page 106), ne retenons pour l'instant que ceux qui apparentent : l'urée, l'acide urique, les chlorures, les acides phosphorique et sulfurique.

Il est aisé de voir que :

l'urée = sensiblement 1/2 de l'extrait ;
l'acide urique = sensiblement 1/80 de l'extrait ou 1/40 de l'urée ;
les chlorures = sensiblement $\frac{\text{extrait}}{4,5}$;
l'acide phosphorique = sensibl. 1/16 de l'extrait ou 1/8 de l'urée ;
l'acide sulfurique = sensibl. 1/20 de l'extrait ou 1/10 de l'urée ;

Or, l'extrait étant lui-même en rapport étroit avec la

densité, nous pouvons constater aussi avec M. le professeur Blarez, dont à regret nous avons dû modifier un peu les chiffres, que, dans une urine normale, si nous appelons dd', d'', les deux ou trois derniers chiffres de la densité (grammes et fractions de grammes) :

l'urée $= dd'$;
l'acide urique $= dd' \times 0{,}025$;
les chlorures en NaCl $= dd' \times 0{,}46$;
l'acide phosphorique $= dd' \times 0{,}125$;
l'acide sulfurique $= dd' \times 0{,}10$.

Presque toutes nos méthodes et appareils de dosage sont basés sur cette constatation ; la densité d'une urine étant connue, ils en simplifient considérablement l'analyse. Indiquant à l'opérateur le chiffre théorique de l'élément dosé (acide urique, chlorures, acide phosphorique) en fonction de la densité, ils montrent du premier coup s'il est en excès ou en baisse par rapport à la densité, évitent maints tâtonnements et aussi toute espèce de calculs.

Deuxième remarque. — Un homme de poids moyen éliminant environ 60 grammes d'extrait en vingt-quatre heures, qu'il urine peu ou beaucoup, il est bien évident que, si la densité du liquide ne suit pas des variations inverses, nous constaterons ou une déminéralisation ou une réduction des éléments de l'urine. Les anomalies d'élimination peuvent porter ou sur l'ensemble des constituants de l'extrait ou seulement sur tels d'entre eux (chlorures, phosphate, dosé organique, dosé minéral, etc.).

Notons qu'une urine de densité 1,001 exigerait, pour que les choses se passent normalement, la quantité énorme de $\frac{60}{2{,}02}$ = sensiblement 30 litres pour vingt-quatre heures, tandis qu'au contraire une urine non sucrée de densité 1,040 éliminera ses 60 grammes journaliers avec $\frac{60}{0,95}$ = sensiblement 600 centimètres cubes.

Troisième remarque. — Nous avons dit que le tableau de la page 30 s'applique aussi bien aux urines sucrées ou albumineuses, à la condition que la proportion de sucre ne dépasse pas 50 grammes par litre, ni celle d'albumine 20 grammes, ce qui est d'ailleurs très rare pour ce dernier élément anormal.

Quoi qu'il en soit, si un dosage ou même, en ce qui concerne le sucre, l'application de la règle de Bouchardat (voir p. 84) nous révèle que ces quantités maxima sont dépassées, il faudrait : 1° diluer convenablement l'urine, en prendre la nouvelle densité à + 15° ; 2° calculer l'extrait d'après le tableau de la page 30 ; 3° multiplier par le chiffre de dilution et retrancher le poids de sucre ou d'albumine ou à l'occasion la somme des deux poids sucre-albumine de l'extrait ainsi trouvé. En regard du résultat, se trouve dans le tableau la densité de l'urine, défalcation faite du sucre et de l'albumine.

Bien entendu, c'est cette nouvelle densité réduite et non pas la première lue au densimètre qui nous servira à prévoir les chiffres théoriques d'urée, d'acide urique, de chlorures, d'acides phosphorique et sulfurique, d'après les indications de la page 27.

Avec nos appareils de dosage, c'est encore de celle-là seulement qu'il faudra s'inquiéter, les feuilles d'analyse n'indiqueraient-elles que la densité réellement constatée et l'extrait y attaché, sans aucune réduction du fait du sucre ou de l'albumine.

Notons que cette réduction peut encore s'obtenir si, après avoir dilué l'urine, on se rappelle que 1 gramme de sucre par litre augmente la densité de 0gr,389 et 1 gramme d'albumine de 0gr,26.

QUATRIÈME REMARQUE. — En jetant un dernier coup d'œil sur la répartition des composants, nous voyons les termes : *extrait organique dosé et indosé, extrait minéral dosé.* Qu'est-ce à dire?

La différence entre corps organiques et corps minéraux étant connue, nous appelons *dosé* l'ensemble des éléments dont on a coutume de déterminer le poids dans les analyses courantes, *indosé* ceux des éléments qui, au contraire, ne sont qu'exceptionnement évalués dans les analyses raffinées en dehors de notre ressort.

Même dans une urine normale, une forte proportion de l'extrait reste indosée. Avec une urine anormale, ce même indosé s'élève parfois, il est bon de le savoir, jusqu'à paraître invraisemblable au lecteur d'une feuille d'analyse.

Nous ne savons pas encore grand'chose de sa composition dans les états pathologiques où font leur apparition en dehors même du sucre, de l'albumine, d'un excès d'urobiline, d'acide hippurique, de phénols et de matières colorantes, des éléments nouveaux : leucine, carnine, guanine, tyrosine, cystine, allantoïne, acides (oxalurique, lactique, benzoïque, succinique), leucomaïnes, acides gras volatils (formique, acétique, butyrique, etc.).

Au point de vue pratique, un grand excès d'indosé (constaté aisément en consultant le tableau ci-dessous) devra attirer l'attention et entraîner au besoin, dans un laboratoire spécial, une détermination précise des rapports urologiques.

TABLEAU indiquant en fonction de la densité, les poids : de l'extrait, du dosé organique, du dosé minéral et de l'indosé.

I

Généralement les sulfates ne sont pas dosés; mais il est bon de faire entrer leur chiffre théorique ($dd' \times 0{,}10$) dans la somme : Chlorures dosés + acide phoshoprique dosé + chiffre théorique d'acide sulfurique = Dosé minéral.

Densités	Coefficients d'Amann	A Extrait	B Dosé organique	C Dosé minéral	D Indosé
		gr.			
1001	2,02	2,02	1,025	0,68	0,32
1002	2,02	4,04	2,05	1,37	0,62
1003	2,02	6,06	3,075	2,05	0,94
1004	2,02	8,08	4,10	2,74	1,24
1005	2,02	10,10	5,125	3,42	1,56
1006	2,016	12,10	6,15	3,98	1,37
1007	2,014	14,10	7,175	4,79	2,14
1008	2,025	16,20	8,20	5,48	2,52
1009	2,022	18,20	9,225	6,46	2,52
1010	2,03	20,30	10,25	6,85	3,20
1011	2,027	22,30	11,275	7,53	3,50
1012	2,04	24,50	12,30	8,22	4
1013	2,038	26,50	13,325	8,90	4,50
1014	2,05	28,70	14,36	9,50	4,76
1015	2,053	30,80	15,375	10,27	5,20
1016	2,06	33	16,40	10,96	5,40
1017	2,058	35	17,425	11,84	5,94
1018	2,066	37,2	18,45	12,33	6,42
1019	2,073	39,4	19,475	13,01	7
1020	2,08	41,6	20,50	13,70	7,40
1021	2,10	41,14	21,525	14,38	8,30
1022	2,13	47	22,55	15,07	9,58
1023	2,15	49,6	23,575	15,75	10,30
1024	2,19	52,7	24,60	16,44	11,70
1025	2,22	55,5	25,625	17,12	12,80
1026	2,25	58,6	26,65	17,89	14,10
1027	2,27	61,5	27,675	18,49	15,40
1028	2,30	64,5	28,70	19,18	16,70
1029	2,33	67,3	29,725	19,86	17,80
1030	2,343	70,3	30,75	20,55	19
1031	2,35	72	31,775	21,22	19
1032	2,359	75,50	32,80	21,92	20,80
1033	2,369	78,20	33,825	22,60	21,80
1034	2,37	80,50	34,85	23,29	22,40
1035	2,38	83,40	35,875	23,97	23,60
1036	2,377	85,60	36,90	24,43	24,30
1037	2,378	88	37,925	25,34	24,74
1038	2,38	90,50	38,95	26,03	25,52
1039	2,38	93	39,975	26,71	26,22
1040	2,39	95,80	41	27,40	27,40

Les indications des colonnes A, B, C, D ne s'appliquent que si la défalcation a été faite au besoin du sucre et de l'albumine (Voir 3me remarque, p. 28).

II

Nous rappelons que dans une urine normale :
Urée = dd'.
Acide urique = $dd' \times 0{,}025$.
Chlorures = $dd' \times 0{,}46$.
Acide phosphorique = $dd' \times 0{,}125$.
Acide sulfurique = $dd' \times 0{,}10$ (généralement indosé, mais compté théoriquement dans la colonne C).

CHAPITRE II

ANALYSE SOMMAIRE DE L'URINE PAR QUELQUES DÉTERMINATIONS PRÉLIMINAIRES

SOMMAIRE. — Quelques opérations faciles renseigneront suffisamment dans la plupart des cas et auront toujours l'avantage d'orienter l'opérateur si une analyse complète est nécessaire.

Nous considérons comme particulièrement utiles les recherches préliminaires suivantes :

1° Détermination de la densité ;

2° De l'acidité au tournesol et à la résazurine ;

3° Recherche des albumines à l'acide azotique, cette épreuve pouvant renseigner secondairement sur un excès d'urée, d'acide urique, d'urobiline ou la présence de pigments biliaires :

4° Recherche du sucre à la liqueur de Fehling, épreuve qui peut aussi fournir des indications sur la présence d'un excès : de phosphates terreux, d'acide urique, de créatinine, d'alcaptone, de rhubarbe, de santonine, etc.

5° Examen chimique du dépôt.

1° Détermination de la densité. — Pour notre part, nous attachons une importance considérable à la détermination de la densité.

D'abord, sans elle, la plupart de nos appareils perdent deux de leurs principales qualités : la rapidité et la possibilité de savoir si l'élément dosé est en quantité normale ou anormale.

Ensuite, il est bien évident qu'une densité très élevée peut, même en l'absence d'autres signes, nous orienter vers la découverte de l'un des diabètes ; qu'au contraire une densité très basse va donner souvent aux moindres traces d'albumine un caractère souvent plus alarmant que si des quantités plus grandes étaient véhiculées par une urine normale dont tous les éléments ont pu ainsi passer à travers un rein perméable.

Ce n'est pas tout. Certains dosages, celui du sucre, parfois de l'albumine par exemple, seraient inexacts si n'étaient réalisées des conditions optima de dilution liées à la densité.

La connaissance de cette dernière sert encore pour calculer empiriquement l'extrait sec à l'aide du tableau de la page 30, pour apprécier approximativement la quantité de sucre, évitant de la sorte les tâtonnements dans le dosage de cet élément.

Enfin, elle épargnera bien des erreurs à ceux qui, se rappelant notre première remarque de la page 27, sauront que 0gr,75 d'acide urique sont normaux dans une urine non sucrée de densité 1,030 et ainsi ne se laisseront point hypnotiser par les chiffres souvent faux, en tout cas d'une fixité lamentable, qui figurent dans les imprimés d'analyse de provenance commerciale.

Détermination de la densité et correction de température. — Quel que soit l'uromètre employé, utilisez-le très propre comme tous les densimètres et frottez soigneusement la tige avec un linge fin ou mieux une peau à coiffer.

Choisir une éprouvette assez large (celle de Salleron convient très bien avec les petits uromètres à cause de la rainure du thermomètre). Remplir doucement l'éprouvette légèrement penchée en évitant le plus possible la formation de mousse. Attendre en tout cas que celle-ci se soit dissipée ; au besoin, souffler dessus.

Introduire peu à peu l'uromètre et ensuite le thermomètre si possible. En tout cas, attendre que le densimètre soit en équilibre, faire la lecture à la partie inférieure du ménisque et noter le chiffre comme celui du thermomètre quand celui-ci est fixé, après quelques minutes.

Pour corriger la densité en raison de la température, se rappeler que chaque degré de température au-dessus ou au-dessus de + 15° augmente ou diminue la densité lue de 0g,20, que l'urine soit sucrée ou non. Ainsi il faut ajouter si la température est supérieure à + 15° et diminuer si elle est inférieure.

Premier Exemple. — Une urine à 20° de température accuse à l'uromètre 1.020. Sa densité corrigée se calculera de la façon suivante :

$$1.020 + (20^\circ - 15^\circ) \times 0{,}20 = 1.021.$$

Deuxième exemple. — Urine à 5° de température accusant 1.030 à l'uromètre :

$$\text{Densité corrigée} = 1.030 - (15^\circ - 5^\circ) \times 0{,}20 = 1.028.$$

Nous donnons ci-dessous les chiffres à ajouter ou à retrancher dans nos pays où les écarts au-dessous de 0° ou au-dessus de 30° sont rares.

Retrancher du chiffre lu :		Ajouter au chiffre lu :	
Degrés. (Chiffres lus au thermomètre.)	Grammes.	Degrés. (Chiffres lus au thermomètre.)	Grammes.
0	3	16	0,20
1	2,80	17	0,40
2	2,60	18	0,60
3	2,40	19	0,80
4	2,20	20	1
5	2	21	1,20
6	1,80	22	1,40
7	1,60	23	1,60
8	1,40	24	1,80
9	1,20	25	2
10	1	26	2,20
11	0,80	27	2,40
12	0,60	28	2,60
13	0,40	29	2,80
14	0,20	30	3

Exemples. — Je lis + 24° au thermomètre et 1.010 au densimètre, la véritable densité est 1.010 + 1g,80 = 1011g,80.

Je lis + 10° au thermomètre et 1.020 au densimètre; la véritable densité est 1.020 — 1g = 1.019 grammes.

DENSITÉ NORMALE 1.015 à 1.020.		
	AUGMENTÉE AVEC URINES	Fébriles (en général, par diminution de volume et augmentation d'urée, d'acide urique, etc.).
		Goutte, gravelle (1.025-1.030, surtout pendant l'accès).
		Cardio-rénales (généralement augmentée, allant jusqu'à 1.030).
		Hépatiques.
		Néphrite aiguë, parenchymateuse, épithéliale (un peu augmentée).
		Diabètes (toujours augmentée, 1.020-1.050 et plus).
	DIMINUÉE	Anémiques.
		Nerveuses (très faible : 1.001 à 1.010).
		Néphrites chroniques, interstitielle, scléreuse (très faible : 1.003 à 1.011). Se méfier, dès que la polyurie diminue.

2° **Détermination de l'acidité** (voir p. 20).

3° **Recherche de l'albumine à l'acide azotique.** — Dans un petit verre conique à expériences, introduire 5 centimètres cubes d'acide azotique concentré, puis doucement, en évitant le mélange des deux liquides, faire glisser avec une pipette 10 centimètres cubes d'urine.

Le tableau ci-dessous indique les phénomènes que nous pourrons observer avant une dizaine de minutes.

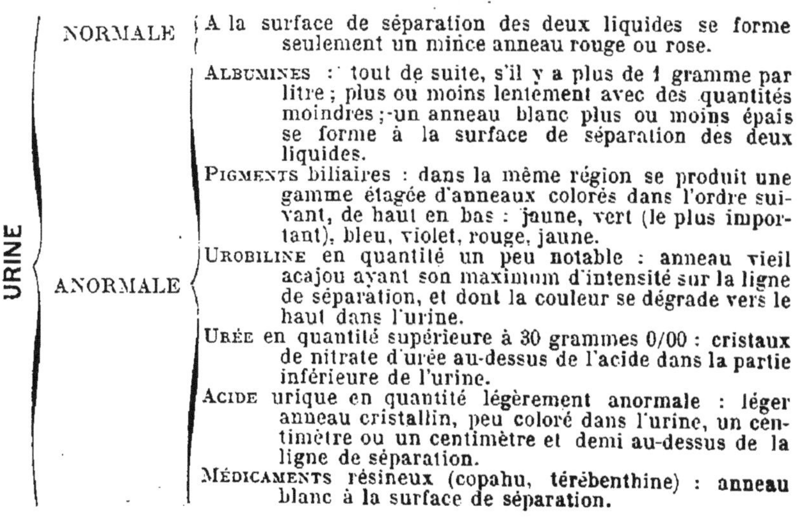

URINE		
	NORMALE	A la surface de séparation des deux liquides se forme seulement un mince anneau rouge ou rose.
	ANORMALE	Albumines : tout de suite, s'il y a plus de 1 gramme par litre ; plus ou moins lentement avec des quantités moindres ; un anneau blanc plus ou moins épais se forme à la surface de séparation des deux liquides.
		Pigments biliaires : dans la même région se produit une gamme étagée d'anneaux colorés dans l'ordre suivant, de haut en bas : jaune, vert (le plus important), bleu, violet, rouge, jaune.
		Urobiline en quantité un peu notable : anneau vieil acajou ayant son maximum d'intensité sur la ligne de séparation, et dont la couleur se dégrade vers le haut dans l'urine.
		Urée en quantité supérieure à 30 grammes 0/00 : cristaux de nitrate d'urée au-dessus de l'acide dans la partie inférieure de l'urine.
		Acide urique en quantité légèrement anormale : léger anneau cristallin, peu coloré dans l'urine, un centimètre ou un centimètre et demi au-dessus de la ligne de séparation.
		Médicaments résineux (copahu, térébenthine) : anneau blanc à la surface de séparation.

Naturellement, il nous faudra apprendre à dépister toutes ces causes d'erreur qui grèvent la recherche des albumines et aussi à différencier celles-ci. Pour l'instant, considérons-les comme plus utiles que nuisibles par les indications qu'elles nous fournissent.

4° Recherche du sucre avec la liqueur de Fehling. — Dans un tube à essai, gradué ou non, introduire 1 centimètre cube de liqueur cuivrique, 1 centimètre cube de liqueur tartrique, mélanger par agitation, chauffer et, dans le liquide bouillant, en reportant ensuite le tout à l'ébullition, ajouter 2 centimètres cubes d'urine, privée s'il y a lieu de son albumine.

URINE sans sucre ni excès de corps réducteurs.	Pas de changement appréciable dans la limpidité ou la couleur du mélange.
URINE ± ANORMALE Les sels ammoniacaux et l'albumine troublent aussi beaucoup la réaction, mais ces éléments ont déjà été dépistés. Ceci étant une recherche grossière, nous n'insistons pas sur les moyens de lever les doutes.	SUCRE : le mélange se trouble, devient jaune, puis rouge ; le réactif est décoloré, et il se forme un dépôt rouge plus ou moins sombre d'oxyde de cuivre. CRÉATININE : sans précipiter, le mélange change de couleur; devient jaune verdâtre. PHOSPHATES terreux en excès : le mélange change de couleur, devient aussi verdâtre, mais avec précipité floconneux. CORPS réducteurs divers (acide urique, créatinine, alcaptone, traces de sucre, rhubarbe, santonine, salicylates) : le mélange se décolore sans donner de précipité immédiat à l'ébullition. Mais, quelques secondes après, il se trouble brusquement et devient jaune sale, verdâtre, brun, puis presque noir.

Nous ne reparlerons pas de la créatinine, sans gros intérêt pour nous. Disons seulement que la moyenne (0g,50 par litre) augmente avec les régimes fortement azotés et aussi dans la typhoïde et la pneumonie. Elle diminue au contraire dans les urines anémiques, chlorotiques, tuberculeuses.

Le rôle de l'alcaptone est aussi mal connu ; il semble que sa présence dénote les fermentations bactériennes intestinales.

Quant au sucre et autres réducteurs, nous verrons dans la suite comment il convient de mieux les identifier.

5° **Examen chimique du dépôt.** — Quelquefois, le dépôt est assez considérable, et il est bon d'en déterminer la nature.

Dans certains cas, il reste mélangé, si on filtre l'urine, de ce qu'on appelle le *sable*, constitué par de minuscules calculs de composition chimique variable ; ces derniers ne demandent qu'à grossir ; aussi, dès que leur présence est signalée, peut-on prendre les précautions capables d'enrayer cette dangereuse ambition.

Les calculs seront étudiés plus loin (p. 113).

Nous allons nous occuper seulement ici de leurs embryons des sédiments proprement dits, cause du simple trouble non tassé ou du dépôt plus ou moins amorphe qui s'accumule au fond des vases.

Disons tout de suite que ces sédiments peuvent être de deux sortes : 1° sédiments organisés et par conséquent organiques (mucus, pus, sang, etc.) ; 2° sédiments minéraux et organiques.

Les sédiments organisés ne nous arrêteront pas, car nous ferons plus loin une étude spéciale du mucus, du pus et du sang. Rappelons seulement que la plupart d'entre eux troublent les urines ou lui abandonnent un dépôt presque toujours caractéristique qui dispense de longues investigations ; c'est généralement le cas du pus ou du sang pour peu que l'urine en véhicule une quantité appréciable et, s'il n'en était pas ainsi, si la recherche devait porter seulement sur des traces, le microscope nous rendrait, en l'espèce, plus de services que la chimie.

Quant aux sédiments de nature minérale ou organique, amorphes ou cristallisés, leur présence est liée à la réaction de l'urine, ce qui facilite leur caractérisation.

Supposons une urine fraîche ou déjà ancienne, trouble ou présentant un dépôt plus ou moins volumineux. Si rien ne nous laisse préjuger la présence de pus ou de sang, il nous suffira d'utiliser le tableau ci-dessous pour connaître la nature du trouble ou du dépôt.

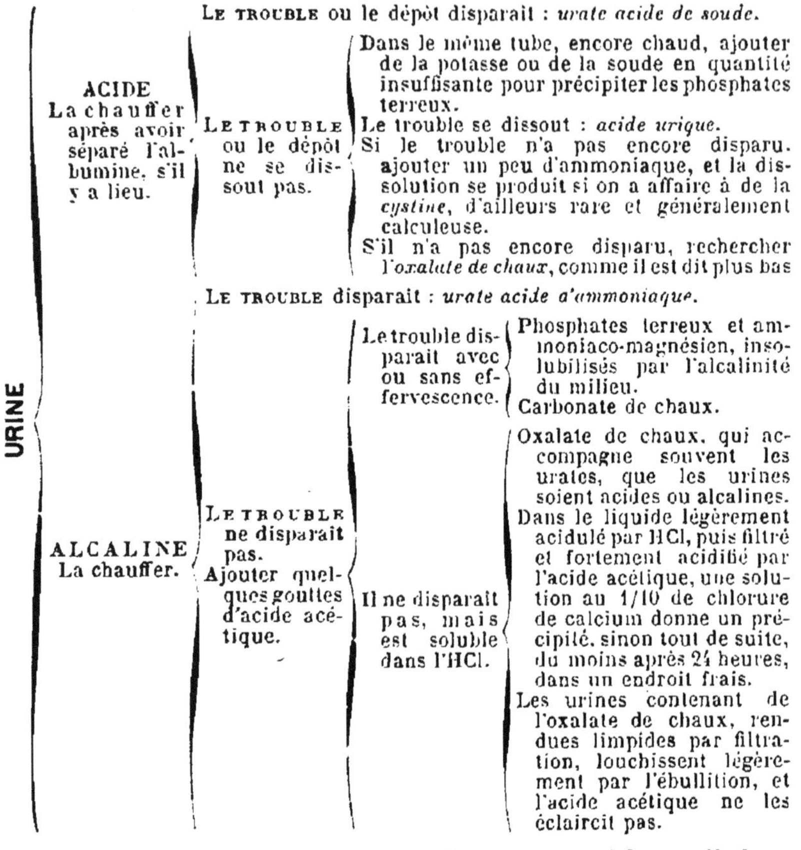

URINE
- ACIDE. La chauffer après avoir séparé l'albumine, s'il y a lieu.
  - Le trouble ou le dépôt disparaît : *urate acide de soude.*
  - Le trouble ou le dépôt ne se dissout pas.
    - Dans le même tube, encore chaud, ajouter de la potasse ou de la soude en quantité insuffisante pour précipiter les phosphates terreux.
    - Le trouble se dissout : *acide urique.*
    - Si le trouble n'a pas encore disparu, ajouter un peu d'ammoniaque, et la dissolution se produit si on a affaire à de la *cystine*, d'ailleurs rare et généralement calculeuse.
    - S'il n'a pas encore disparu, rechercher l'*oxalate de chaux*, comme il est dit plus bas
- ALCALINE. La chauffer.
  - Le trouble disparaît : *urate acide d'ammoniaque.*
  - Le trouble ne disparaît pas. Ajouter quelques gouttes d'acide acétique.
    - Le trouble disparaît avec ou sans effervescence.
      - Phosphates terreux et ammoniaco-magnésien, insolubilisés par l'alcalinité du milieu.
      - Carbonate de chaux.
    - Il ne disparaît pas, mais est soluble dans l'HCl.
      - Oxalate de chaux, qui accompagne souvent les urates, que les urines soient acides ou alcalines.
      - Dans le liquide légèrement acidulé par HCl, puis filtré et fortement acidifié par l'acide acétique, une solution au 1/10 de chlorure de calcium donne un précipité, sinon tout de suite, du moins après 24 heures, dans un endroit frais.
      - Les urines contenant de l'oxalate de chaux, rendues limpides par filtration, louchissent légèrement par l'ébullition, et l'acide acétique ne les éclaircit pas.

Première remarque. — En utilisant ce tableau, il faut savoir que le phosphate de chaux est souvent accompagné de phosphate ammoniaco-magnésien et d'urate acide d'ammoniaque dans les urines fortement alcalines. Alors, dans celles-ci, l'acide acétique dissoudra les deux phosphates à froid et, en chauffant ensuite, on voit disparaître le restant du trouble dû à l'urate.

Deuxième remarque. — Le tableau ci-dessus suppose une urine sans albumine. Si elle est albumineuse, l'acidifier d'abord légèrement à l'acide acétique qui aura l'avantage de nous renseigner sur les phosphates qu'il dissoudra avec ou sans effervescence selon qu'ils sont ou non accompagnés de carbonates.

Ceci fait, il faudrait faire bouillir, filtrer et remarquer si le trouble se reproduit après refroidissement, dû en ce cas à tel urate (soude ou ammoniaque) que la réaction primitive nous aide à différencier.

Enfin, si le filtrat passait encore trouble à chaud, il faudrait y rechercher la cystine et surtout l'oxalate de chaux.

Voici maintenant un résumé des cas où les dépôts sont les plus fréquents dans les urines.

DÉPOT DES URINES

FÉBRILES : dépôt très fréquent, salin et rougeâtre, d'acide urique et d'urates acides de sodium.

GOUTTE, GRAVELLE : dépôt presque constant d'acide urique et d'urates, augmentant pendant les accès, très souvent mélangés d'oxalate de chaux, le tout pouvant provoquer des hémorragies plus ou moins abondantes.

MALADIES CARDIO-RÉNALES : dépôt fréquent, cristallin, briqueté d'acide urique et d'urates, pouvant contenir des globules sanguins et des cylindres hyalins.

MALADIES HÉPATIQUES : sédiment fréquent, cristallin, briqueté d'acide urique et d'urates avec des cristaux spécifiques de leucine et de tyrosine dans les cas graves (atrophie jaune aiguë du foie).

CYSTITES : par fermentation secondaire assez fréquente, pouvant se produire déjà dans la vessie, le sédiment comporte, avec du pus, du phosphate tricalcique et ammoniaco-magnésien avec de l'urate d'ammoniaque.

NÉPHRITES
- Aiguës : sang assez fréquent, nombreux globules blancs, cylindres rénaux variés (voir, p. 106).
- Chroniques : sang très rare, présence ou absence de cylindres rénaux, presque exclusivement hyalins.

Nous en avons fini avec les essais préliminaires auxquels d'ailleurs pourra s'ajouter telle ou telle des déterminations indiquées dans la suite, quand l'opérateur voudra contrôler ses prévisions sur les points qui l'inquiètent le plus.

CHAPITRE III

DOSAGE DES ÉLÉMENTS NORMAUX

URÉE

Poids théorique par litre = *dd'*, les deux derniers chiffres de la densité.

Formule : $O{=}C\begin{matrix}\diagup AzH^2\\ \diagdown AzH^2\end{matrix}$ = diamide carbonique (une amide est un composé organique provenant de la substitution du radical AzH^2 à la fonction OH d'un acide, en l'espèce l'acide carbonique $O{=}C\begin{matrix}\diagup OH\\ \diagdown OH\end{matrix}$.

SOMMAIRE. — Le procédé courant aujourd'hui consiste à mesurer dans un gazomètre le volume d'azote dégagé par le mélange d'urine et d'un excès de solution d'hypobromite de soude. Les types de gazomètres sont très nombreux. Nous en avons imaginé un nouveau très pratique et néanmoins précis, accompagné d'une table qui supprime tous les calculs.

Les variations pathologiques de l'urée.

Le procédé de dosage de l'urée le plus courant aujourd'hui consiste à utiliser l'action exercée sur elle par l'hypobromite de soude.

$$CO(AzH^2)^2 + 3NaOBr = 3NaBr + 2H^2O + 2Az + CO^2.$$

Il se forme donc : du bromure de sodium, de l'eau, de l'azote et de l'acide carbonique. Ce dernier est absorbé par l'excès de soude que contient le réactif d'hypobromite et seul l'azote se dégage dont on mesure le volume.

A vrai dire, si on a besoin d'un dosage d'urée très précis pour la détermination du coefficient azoturique par exemple, il faudrait tenir compte de ce que l'hypobromite ne décompose pas seulement l'urée, qu'il libère aussi 82 0/0 de l'azote des sels ammoniacaux, 50 0/0 de celui de l'acide urique et 12 0/0 seulement de celui de la créatinine.

Cette question n'est point de notre ressort, ce qui ne nous empêche pas de dire en passant que l'acide phosphotungstique en solution chlorhydrique permet de tourner la difficulté, car il insolubilise les matières azotées perturbatrices.

Pratiquement, cliniquement, nous pouvons négliger l'erreur relativement faible que nous venons de signaler, compensée d'ailleurs par cet autre fait que si on n'ajoute pas un peu de sucre au mélange d'urine et d'hypobromite, celui-ci ne décompose pas entièrement l'urée.

Quoi qu'il en soit, les uréomètres, c'est-à-dire les gazomètres destinés à mesurer le volume d'azote dégagé, sont très nombreux et comportent nécessairement des degrés de précision ou de commodité très variables.

Parmi les meilleurs, sinon toujours les moins encombrants, nous pouvons citer par ordre alphabétique ceux de Blarez, Denigès, Esbach, Moreigne, Noel, Neveu, Regnard, Yvon.

L'uréomètre de Job, qui mesure non le volume de l'azote, mais sa pression, est un des plus parfaits au laboratoire, et nous l'aurions certainement adopté pour notre trousse si ses dimensions et sa fragilité n'en rendaient le transport difficile.

Le souci permanent d'aboutir à des méthodes et appareils pratiques nous a fait imaginer maintes simplifications avantageuses.

Notre appareil, si on peut décorer de ce nom un simple tube de 30 centimètres cubes, nous paraît réunir les qualités ci-dessous :

1° Il tient très peu de place, n'est relativement pas fragile, et un verre ordinaire lui suffit comme cuve à eau ;

2° Il dispense de toute correction compliquée relative à température et à la pression du volume gazeux dégagé ;

3° Il évite l'emploi du sucre et surtout du brome si difficile à manier et qu'il fallait cependant utiliser presque à chaque nouveau dosage, de par la mauvaise conservation du réactif d'hypobromite ;

4° Il vaut les meilleurs uréomètres au point de vue de la précision.

Quel que soit l'appareil adopté, voici le tableau des variations pathologiques de l'urée.

VARIATIONS PATHOLOGIQUES DE L'URÉE

AUGMENTÉE

- Travail du jour. Activité musculaire. Régime animal.
- Chlorures. Alcalins. Ferrugineux.
- Fièvres : généralement augmente, malgré alimentation insuffisante ou nulle.
- Éclampsie : pendant les accès.
- Goutte, gravelle : seulement au début de l'accès (35, 45 grammes), baisse pendant l'accès, décharge à la fin.
- Maladies cardio-rénales : diminuée pour les 24 heures, augmentée par litre.
- Oxalurie.
- Intoxications par le phosphore, l'arsenic, l'antimoine (bon signe).
- Cirrhose hypertrophique alcoolique et ictère catarrhal : polyurie et décharge d'urée annoncent le début de la convalescence, puis le volume et l'urée redeviennent normaux.
- Tuberculose au début.
- Diabète sucré : toujours augmentée (30, 60 grammes), surtout dans la période ultime.
- Diabète azoturique et glycosurie azoturique.

DIMINUÉE

- Repos. Régime végétal. Alcool, thé, café. Iodures, bromures mercuriaux, valériane, digitale.
- Maladies cardio-rénales. Hydropisie. Diminuée pour les 24 heures, augmentée par litre.
- Maladies de foie. — Une baisse progressive coïncidant avec oligurie doit faire craindre une crise d'urémie.
  - Cirrhose, atrophie jaune aiguë, tumeur du foie (2e période).
  - Empoisonnement par le phosphore (mauvais indice, pronostic sombre surtout si la quantité baisse au-dessous de 5 grammes).
  - Accès de fièvres intermittentes accompagnant les affections biliaires : baisse énorme avec fluctuations et même retour à la normale dans la période intercalaire.
- Anémies et cachexies.
- Maladies nerveuses (surtout hystérie) : fortement diminuée par rapport au litre seulement ; normale en valeur absolue.
- Cancer de l'estomac : diminution constante au-dessous de 12 grammes.
- Néphrite aiguë, parenchymateuse épithéliale : pronostic très mauvais, s'il y a chute vers 5 grammes.
- Néphrite chronique interstitielle : très diminuée.

ACIDE URIQUE

Poids théorique = $dd' \times 0{,}025$.

Formule : $C^5H^4Az^4O^3$ ou

```
AzH — CO
 |    |
 CO   C  AzH \
 |    ||       CO.
AzH — C  AzH /
```

L'acide urique est de la trioxypurine, parent voisin, par conséquent, de la caféine (triméthyldioxypurine), de la théobromine (diméthyldioxypurine) et de la xanthéine (dioxypurine).

Sommaire. — Aspect des urines uratiques. Quelques moyens préliminaires de recherche. Dosage de l'acide urique. Des variations et leur signification.

L'apparence et les caractères des urines riches en urates et acide urique nous sont connus. La plupart du temps de densité élevée (au-dessus de 1.020, en général voisine de 1.030), hautes en couleur avec prédominance du rouge, elles se signalent surtout par une acidité très élevée au tournesol et à la résazurine (acides organiques), des dépôts colorés d'urates acides ou d'acide urique qui fixent avec énergie les pigments de l'urine. L'oxalate de chaux les accompagne souvent, et, nous le verrons, le sucre n'est pas rare. Le chiffre de l'indosé est ordinairement assez élevé. Le froid exagère les dépôts uratiques.

Ces divers caractères suffiraient pour faire préjuger la présence d'un excès d'urates ou d'acide urique. Plus grande encore sera la probabilité avant le dosage, si, à l'examen chimique et microscopique du dépôt (voir p. 36 et 105), nous ajoutons trois petites épreuves préliminaires.

1° Une goutte d'urine, celle-ci alcalinisée avec du carbonate de soude, déposée sur un papier humecté d'une solution d'azotate d'argent, donne une tache brune plus ou moins intense d'après sa richesse en urates. Cette tache passe très vite au noir par réduction de l'argent ;

2° Dans l'épreuve préliminaire par l'acide azotique (p. 34), nous avons vu que des quantités tant soit peu fortes d'acide urique ou d'urates donnaient un anneau spécial vers le milieu de l'urine ;

3° A 200 centimètres cubes d'urine, ajouter 10 centimètres cubes d'acide chlorydrique et laisser reposer au moins quarante-huit heures. Nous ne précipiterons ainsi sous forme de petits cristaux qu'un excès d'acide urique : la portion (d'origine alimentaire) qui n'est point combinée à l'acide tyminique et, du fait de sa liberté, devient dangereux pour l'organisme (Fauvel, *Physiologie de l'acide urique*).

Au point de vue pratique, l'existence et l'abondance du précipité sont souvent beaucoup plus probantes que maints dosages pratiqués dans l'ignorance de certains facteurs qu'il serait pourtant indispensable de connaître.

Dosage. — Est-ce à dire que celui-ci soit inutile ? Certes non, mais à la condition de lui laisser un sens, et nous verrons comment il convient d'atteindre ce but.

Un de nos appareils simplifie considérablement ce dosage, évite la filtration, ses longueurs et les pertes qui peuvent en résulter. Dispensant de tout calcul, évitant les tâtonnements, il donne en outre le chiffre d'acide urique qui devrait correspondre à la densité de l'urine examinée, de sorte que l'opérateur sait du premier coup si l'acide urique est en excès ou en baisse par rapport à la normale.

A défaut d'appareil, la méthode Ronchèse est celle qui nous paraît la plus pratique. Elle donne le taux du seul acide urique et non de l'ensemble des composés xanthiques.

Cent centimètres cubes d'urine sont traités dans un verre

par 15 grammes de chlorhydrate d'ammoniaque et 15 centimètres cubes d'ammoniaque liquide. On laisse en contact une demi-heure en remuant de temps en temps et on filtre. L'urate d'ammoniaque est lavé sur le filtre avec une solution de 15 grammes de chlorhyrate d'ammoniaque et d'ammoniaque pour 100 d'eau.

On délaie ensuite le précipité dans 300 centimètres cubes d'eau et on ajoute jusqu'à réaction acide au tournesol de l'acide acétique, puis, par pincées jusqu'à réaction alcaline franche, du borate de soude.

Ensuite, à l'aide d'une burette graduée, on verse goutte à goutte dans la liqueur une solution décinormale d'iode à 12g,70 0/00. Quand la décoloration se ralentit, on ajoute quelques centimètres cubes d'eau amidonnée et on continue à verser la solution décinormale d'iode jusqu'à coloration bleue.

Soit n le nombre de centimètres cubes de liqueur décinormale d'iode employés.

Le poids d'acide urique par litre = $n \times 0,084) + 0,01$.

Remarques. — Il est aisé de calculer à toute minute le poids d'acide urique normal correspondant à une densité donnée. Il suffit de multiplier les deux derniers chiffres de la densité (avec décimales s'il y a lieu) par le coefficient 0,025.

Ex. : Dans une urine de densité corrigée (température, sucre, albumine s'il y a lieu, voir p. 28) 1.020, le poids normal d'acide urique serait $20 \times 0,025 = 0$g,50.

Dans une urine de densité corrigée 1.032,3, il serait 32,3 $\times 0,025 = 0$g,8075.

Il est de même possible de prévoir le nombre de centimètres cubes de solution décinormale d'iode qu'exigera une urine de densité *corrigée* donnée si sa teneur en acide urique est normale.

Il suffit de multiplier les deux derniers chiffres *dd'* de la densité (avec décimales s'il y a lieu) par le coefficient 0,297.

Bien entendu, il s'agit ici de la densité corrigée au point de vue température, sucre et albumine s'il y a lieu.

Ex. : Une urine de densité corrigée 1.025 exigera dans le dosage précédent, si son chiffre d'acide urique est normal :

$$25 \times 0,297 = 7^{cm3},42$$

pour la prise d'essai de 100 centimètres cubes.

Une urine de densité corrigée 1.015,3 exigera dans les mêmes conditions :

$$15,3 \times 0,297 = 4^{cm3},54.$$

Fluctuations de l'acide urique et leur signification. — Il est erroné de supposer que les urines des goutteux et rhumatisants charrient toujours des excès d'acide urique (ou d'urates, ce qui revient au même au point de vue appréciation arithmétique).

De nombreuses fluctuations se produisent, dues aux aux aliments, boissons, médicaments et à l'évolution même des accès de la maladie.

Augmenteront en effet beaucoup les quantités d'acide urique excrétées les aliments riches en purines et même en albumines (ris de veau, foie, viandes et poisson de toutes sortes, bouillon, légumineuses, bière) et, parmi les médicaments : le salicylate de soude à la dose de plus de 3 grammes par jour (bien moins actif aux saisons chaudes), l'acide thyminique, l'aspirine, la lysidine, le quinate de pipérazine (sidonal), la citrarine (méthylène urate acide de sodium), les cures particulièrement efficaces de fraises, de raisins et surtout de citrons.

Les diminueront au contraire non moins un régime alimentaire sans purines et, parmi les médicaments : les faibles quantités de salicylate de soude ou la cessation de son usage, l'acide phosphorique, formique, le calomel, le chlorure de calcium, les sels de lithine et par conséquent les eaux de Contréxeville et Vittel, les alcalins (dont les eaux de Vichy), le tannin, l'atropine, l'ammoniaque et l'acide urique lui-même.

Remarquons tout de suite que la diminution du taux d'acide urique, après l'usage d'un médicament, n'est souvent qu'un trompe-l'œil ; c'est une précipitation qui s'est faite dans l'organisme et mieux vaut une dissolution éliminatrice du gêneur.

Les dosages ne seront guère probants en l'espèce, si l'urine n'est pas suivie au moins hebdomadairement en tenant compte du double régime alimentaire et médicamenteux.

Pour le surplus, supposons un accès de goutte à son déclin ; défalcation faite des deux facteurs ci-dessus, nous trouverons des urines très riches en acide urique.

Mais, l'accès à peu près terminé, le taux s'abaisse ordinairement au-dessous de la normale ; l'organisme refait sa réserve qu'il demande à ses propres tissus, car le malade encore meurtri et sage n'a pas eu le temps de redevenir gourmand.

Puis, avec les relâchements de régime, l'acide urique se remet à monter.

Survienne un nouvel accès de goutte, précédé de quelques symptômes qui devraient toujours retenir l'attention (maux de tête, surdité, constipation, hémorroïdes, prurit anal, poussée eczémateuse, asthme, coliques hépatiques ou néphrétiques), un, deux, trois jours avant la nouvelle crise, le taux s'abaisse de nouveau. L'acide urique précipitant l'acide urique, il semble que cette rétention doive jouer le rôle du cristal ajouté aux solutions sursaturées pour en amener la cristallisation.

Que vaudra la règle de Zerner dans ces conditions ?

Rappelons que le coefficient de Zerner est le rapport de

l'acide urique à l'acide phosphorique des phosphates bimétalliques. Pour dégager ces derniers, on dose d'abord l'acide phosphorique total (voir p. 54), puis on précipite par le chlorure de baryum; on filtre et on dose de nouveau l'acide phosphorique. La différence entre le premier et le deuxième résultat donne le dénominateur de la fraction, l'acide phosphorique des phosphates bimétalliques. Le rapport de Zerner oscille entre 0,20 et 0,35. D'après Zerner, le sédiment d'acide urique ne se formera jamais lorsque le quotient de la division sera inférieur à 0,40.

Appliquons la règle aux périodes de fluctuation énumérées ci-dessus. Notre fraction peut s'élever pour deux raisons : parce que le dénominateur tombe au-dessous de la normale et surtout parce que le numérateur, l'acide urique, augmente.

Au lendemain de l'accès, ce numérateur s'élève et le rapport pourra facilement dépasser 0,40 ; mais nous ne prédisons cependant pas la formation d'un nouveau sédiment et une nouvelle crise à bref délai.

Puis, l'abaissement au-dessous du taux normal se produisant, la tranquillité la plus complète nous est permise pour quelque temps.

En revanche, la règle s'appliquera dans la troisième période (moins, bien entendu, les deux ou trois jours qui précèdent l'accès et hors du cas où des médicaments ingérés auraient fait monter l'élimination de l'acide urique). En somme, la règle peut être parfois très utile longtemps après une crise, quand l'organisme ayant refait sa réserve normale d'acide urique laisse de nouveau passer celui-ci en abondance dans l'urine dont l'acidité s'accroît. La règle permet alors de surveiller le régime.

En tout ceci, d'ailleurs, n'oublions pas que le mécanisme de l'élimination ou de la rétention est en lui-même fort mal connu malgré le très grand nombre de théories qu'il a suscitées. Les deux principaux rôles sont certainement dévolus à la réaction des milieux et au métabolisme spécial comme aux propriétés de l'acide urique « gouttogène » qui ne ressemble point à son homonyme chez les non-goutteux.

Au point de vue prévision possible des crises, nous trouverons un autre renseignement dans l'observation microscopique des urines goutteuses : la coexistence d'hématies, de leucocytes et de cristaux d'acide urique en fuseau ou massues hérissées d'épines stalactiformes (oursins) révèle, d'après Méhu, la présence à peu près certaine d'un calcul ou de graviers d'acide urique dans le rein.

Tout ce que nous venons de dire ne s'applique qu'aux états arthritiques ; ce ne sont pas les seuls où se manifestent des décharges d'acide urique. Le tableau ci-dessous va nous en révéler d'autres.

VARIATIONS DE L'ACIDE URIQUE Son élimination n'est pas toujours parallèle à celle de l'urée. Dans les maladies de foie par exemple, l'urée diminue et l'acide urique augmente. Dans le diabète au contraire, l'urée augmente, l'acide urique diminue.		
	AUGMENTÉ	EXCÈS DE TRAVAIL. Grande fatigue. Exercices musculaires violents. MALADIES DU FOIE (cirrhose atrophique, tandis que l'urée diminue). LEUCOCYTHÉMIE. Résorption des exsudats de la pneumonie, de la pleurésie, de la péricardite, etc. FIÈVRES (début de la typhoïde). DÉBUT de la tuberculose. GOUTTE, gravelle. L'accès est précédé d'une baisse pendant 2 ou 3 jours, puis augmentation durant l'accès et au déclin. ALIMENTS : ris de veau, foie, viandes, poissons, bouillon, haricots, lentilles, bière. MÉDICAMENTS : salicylate de soude (à la dose de plus de 3 grammes par jour), acide thyminique, aspirine, lysidine, sidonal, citrarine, etc., cures de fraises, raisins et surtout citrons.
	DIMINUÉ	Très diminué dans les affections de l'appareil urinaire, donnant des urines purulentes. DIABÈTE SUCRÉ (tandis que l'urée est augmentée). SCARLATINE grave. ATROPHIE musculaire progressive. CONVALESCENCE du rhumatisme articulaire aigu. SATURNISME chronique. ALIMENTS pauvres en purines. MÉDICAMENTS : faible quantité de salicylate de soude ou cessation de son usage, acide phosphorique et formique, calomel, chlorure de calcium, sels de lithine, eaux lithinées, eaux alcalines, tanin, atropine, ammoniaque, acine urique lui-même.

CHLORURES

$dd' \times 0{,}46$.

Sommaire. — Dosage. Signification des anomalies.

Les quantités anormales de chlorures ne peuvent s'apprécier que par un dosage (sinon au Siam, où l'urine est dégustée et proclamée inquiétante lorsque trop peu salée).

Dosage. — Ici encore nous avons imaginé un petit appareil pratique, rapide et très suffisamment précis, les corrections relatives aux phosphates et xanthates d'argent ayant été prévues. Il indique le chiffre des chlorures pour une urine normale de densité donnée et permet la comparaison avec le chiffre résultant du dosage.

Voici, en tout cas, une méthode simple et d'une exactitude suffisante :

Dans un verre à expérience, introduire 2 centimètres cubes d'urine, une cinquantaine de centimètres cubes d'eau et 4 ou 5 gouttes d'une solution au 1/10 de chromate jaune de potasse. Laisser tomber goutte à goutte, en agitant, de la solution de nitrate d'argent à 8^{gr},5 par litre jusqu'à persistance de teinte rosée. Ne pas se presser ; parfois la réduction du chromate d'argent en chlorure tarde un peu à se faire ; donc, quand on croit être arrivé près du terme de la réaction, attendre avant d'introduire de nouveau du réactif pour voir si la couleur rouge disparaîtra. Sans cette précaution, les résultats seraient souvent trop faibles. Un bon indice est la persistance sur les bords du ménisque d'une couleur rouge vif et non orangée.

Soit N le nombre de centimètres cubes de solution de nitrate d'argent employés.

La quantité de chlorures en NaCl par litre d'urine sera : $N \times 1,46$.

Il faut retrancher le chiffre trouvé 0,02 pour chaque gramme de densité de l'urine au-dessus de 1.000.

Ex. : $N \times 1,46$ nous a donné 10 grammes avec une urine de densité corrigée (température, sucre et albumine s'il y a lieu) 1.020. Le véritable chiffre des chlorures sera :

$$10 - (0,02 \times 20) = 9^{g},60.$$

Remarques. — Il est facile de calculer le poids normal de chlorures correspondant à une densité donnée (mais corrigée au point de vue température, sucre et albumen s'il y a lieu : voir p. 28).

Il suffit de multiplier les deux derniers chiffres *dd'* de cette densité (avec décimales s'il y en a) par le coefficient 0,46.

Ex. : La densité corrigée est 1.015,20. Si l'urine est normale au point de vue chlorures, elle devra donner :

$$15,2 \times 0,46 = 6^{g},99 \text{ par litre en NaCl.}$$

Avec une densité de 1.030, les chlorures devraient être, si normaux :

$$30 \times 0,46 = 13^{g},80 \text{ par litre.}$$

De même, il est possible de prévoir dans chaque cas en fonction de la densité le nombre de centimètres cubes de solution argentique nécessaires au dosage si le chiffre des chlorures est normal.

Il suffit de multiplier les deux derniers chiffres de la densité corrigée (température, sucre, albumine) par le coefficient 0,315.

Ex. : Une urine de densité corrigée 1.020 exigera si les chlorures y sont normaux :

$$20 \times 0,315 = 6^{cm^3},30.$$

Une urine de densité corrigée 1.030 exigera dans les mêmes conditions :

$$30 \times 0,315 = 9^{cm^3},45.$$

Variations des chlorures et leur signification. — La teneur des chlorures est nécessairement très liée à l'alimentation chez les individus sains et peut varier dans d'assez larges limites.

D'autre part, la diarrhée, les vomissements, les sueurs abondantes peuvent aussi, il est à peine besoin de le dire, être des facteurs de diminution, et la rétention des chlorures ne doit être proclamée qu'avec une certaine prudence.

Les chlorures sont considérés aujourd'hui comme les régulateurs de la pression osmotique dans les sérosités et les humeurs, dont ils maintiennent constante la concentration.

L'organisme perd en effet beaucoup d'eau avec l'urine, la sueur et les fèces ; cette eau est constamment remplacée, mais elle a besoin de posséder une certaine densité, une isotonie convenable, nécessaire au bon fonctionnement physiologique et qu'elle s'assure en appelant des chlorures.

Mais la réciproque est vraie et si, pour une cause quelconque, physiologique ou pathologique, il y a rétention des chlorures, ceux-ci s'accumulent dans les tissus et y attirent la quantité d'eau nécessaire à une dilution normale.

M. Widal explique même par cette cause unique la formation des œdèmes et base leur guérison sur la déchloruration alimentaire.

M. le professeur Debove se montre moins exclusif ; sans

nier le rôle des chlorures, il considère celui-ci comme le résultat, la conséquence d'une cause plus lointaine. Il montre que les faits sur lesquels se base M. Widal peuvent recevoir une explication différente. D'abord la rétention des chlorures n'est nullement prouvée puisque ni dans le sang, ni dans la lymphe interstitielle ils ne sont à aucun moment en excès. En second lieu, quelle est la conséquence de la déchloruration alimentaire? La concentration des humeurs est diminuée; contre cette hypotonie, l'organisme réagit en éliminant par le rein, c'est vrai, l'eau des œdèmes jusqu'à rétablissement de l'équilibre, jusqu'à ce que l'isotonie chlorurée soit réalisée de nouveau.

Les œdèmes s'affaissent donc, mais leur cause n'est pas supprimée pour cela et, si elle n'est pas simultanément combattue par d'autres moyens, on les voit reparaître aussitôt que cesse le régime déchloruré. Donc médication symptomatique sans effet curatif certain.

Le véritable coupable est l'infection, la viciation du sang qui apporte au rein des toxines contre lesquelles il doit se défendre, ne suffisant plus à sa tâche de régulateur de la composition sanguine. Et l'œdème apparaîtra comme une manifestation de la défense, infiltration des tissus qui permet au sang de déverser ses principes normaux en excès et tous ses principes anormaux.

Certes oui, tant que durera l'infection et l'insuffisance rénale conséquente, nous constaterons une rétention d'eau et des chlorures. Mais que la véritable cause, l'infection soit vaincue, que le rein puisse suffire à sa tâche, il y aura polyurie, grosse decharge de chlorures et diminution de poids (amaigrissement de la convalescence par résorption des œdèmes).

Quoi qu'il en soit, résumons dans le tableau ci-dessous les fluctuations des chlorures :

VARIATIONS DES CHLORURES		
	AUGMENTÉS	Sous l'influence des préparations de digitale. Diabète sucré. Diabète azoturique. Polyurie essentielle. Diurèse succédant aux crises d'épilepsie. Folie aiguë. Deuxième période de la paralysie générale. Résorption des exsudats dans la pneumonie fibrineuse. Tuberculose (période d'invasion). Fluctuation à la période d'état, augmentant au moment des poussées caséeuses redevenant normaux ou même augmentés après la cicatrisation de la caverne.
	NORMAUX	Gravelle, goutte. Maladies cardio-rénales. Maladies du foie Maladies nerveuses.
	DIMINUÉS	Maladies fébriles aiguës à la période d'état (scarlatine, variole, typhoïde, pneumonie). Peuvent descendre à l'état de traces (0,50 par jour dans la pneumonie franche). Puis à la défervescence, véritable décharge qui assombrirait le pronostic si elle tardait plus de 4 jours. Tuberculose pulmonaire et phtisie fibreuse. Toutefois, à la période cachectique, la très forte diminution annonce souvent la fin prochaine. Chlorose. Anémies. Néphrites diverses. Œdème cardiaque. Ostéomyélite aiguë. Péritonite. Appendicite. Vomissements de la grossesse. Coliques de plomb. Asystolie. Affections chroniques de l'estomac.

PHOSPHATES (en acide phosphorique)

$dd' \times 0,125$.

Sommaire. — Dosage de l'acide phosphorique. Il y a phosphaturie quand le poids de l'acide phosphorique est sensiblement plus fort que 1/8 de l'urée. Variations de l'acide phosphorique et leur signification.

Dans la recherche du sucre par la liqueur de Fehling, des phosphates terreux en excès sont précipités par l'alcalinité du liquide. On peut, sans employer ce moyen détourné, alcaliniser directement l'urine; ils précipiteront, donnant par l'intensité du trouble une idée de leur teneur et de celle des phosphates totaux dont ils représentent environ le tiers.

Dosage. — Mais il n'est pas plus compliqué de doser l'acide phosphorique total, avec ou sans notre appareil qui permet la comparaison immédiate avec une urine normale.

A défaut, introduire, dans une capsule de 250 centimètres cubes chauffée au bain-marie, 50 centimètres cubes d'urine et 10 centimètres cubes de solution acéto-acétique.

Dans l'urine chaude, verser avec la burette une solution titrée de nitrate d'urane (telle généralement que 10 centimètres cubes correspondent à 0,05 d'acide phosphorique). Le dosage est terminé quand une goutte de liquide, prélevée avec un agitateur et portée sur une surface blanche où l'on a disposé quelques gouttes d'une solution de ferro-cyanure de potassium à 1/10, colore l'une de celles-ci très légèrement en brun.

Le poids d'acide phosphorique par litre sera, si on a employé N centimètres cubes de solution d'urane : $N \times 0,10$.

Il est inutile d'ajouter de la solution acéto-acétique si la liqueur titrée est faite avec de l'acétate d'urane et non du nitrate (voir p. 149).

Remarques. — Comme pour l'acide urique et les chlorures, on peut prévoir, en fonction de la densité, le taux d'acide phosphorique si l'urine était normale. Il suffit de multiplier par le coefficient 0,125 les deux derniers chiffres *dd'* de la densité corrigée au point de vue température et, si besoin est, sucre et albumine.

Ex. : Une urine de densité corrigée 1.022 devra donner si elle est normale :

$$22 \times 0,125 = 2^{g},75.$$

Une urine de 1.040 normale devra donner :

$$40 \times 0,125 = 5 \text{ grammes d'acide phosphorique par litre.}$$

Ceci, sans préjudice d'ailleurs pour ce que nous disons plus loin du rapport étroit qui doit lier l'urée et l'acide phosphorique.

De même nous pouvons apprécier d'avance le nombre de centimètres cubes de liqueur d'urane nécessaires si l'acide phosphorique est normal dans une urine de densité connue, mais corrigée, et cela en multipliant *dd'*, les deux derniers chiffres de la densité, par le coefficient 1,25.

Ex. : Une urine de 1.020 exigera :

$$20 \times 1{,}25 = 25 \text{ centimètres cubes.}$$

Une urine de 1.025 exigera :

$$25 \times 1{,}25 = 31^{cm^3},25.$$

Variations de l'acide phosphorique et leur signification. — Les phosphates urinaires ne proviennent pas seulement des aliments, mais aussi de la désassimilation des tissus, principalement de la lécithine du tissu nerveux. Ils ont donc, comme l'acide urique, une double origine : exogène et endogène.

Par l'intestin ne s'éliminent guère que des principes phosphorés alimentaires non assimilés.

Quand y a-t-il phosphaturie?

Nous pouvons répondre avec M. Yvon : chaque fois que le rapport de l'acide phosphorique à l'urée s'élève au-dessus de 1/8, quelle que soit d'ailleurs la quantité d'acide phosphorique éliminée. Empruntons deux exemples au même auteur : « A l'état normal, dit-il, un individu élimine par exemple 26 grammes d'urée et $2^{g},8$ d'acide phosphorique en vingt-quatre heures; si je trouve 15 grammes d'urée et 2,25 d'acide phosphorique, je conclus que le rapport normal n'existe plus et qu'il existe de la phosphaturie relative, bien que la quantité absolue (2g,25) soit inférieure à la moyenne normale.

« Lorsque au contraire je trouve par exemple 37 grammes d'urée et 4g,62 d'acide phosphorique, il y a à la fois azoturie et phosphaturie d'une manière absolue, mais pas de phosphaturie relative. »

D'après M. Teissier, la phosphaturie commence à 0gr,05 par kilogramme de poids, soit pour un homme de 65 kilogrammes 3g,25 pour vingt-quatre heures.

Le professeur de Lyon distingue trois catégories de phosphaturies :

1° Fausse phosphaturie, reconnaissant principalement pour cause : les maladies des voies urinaires et l'alcalinité de l'urine ; on les observe aussi dans certains états neurasthéniques et gastropathiques. Elles peuvent se produire sous forme de crises et se traduisent souvent par de la lactescence des urines ou un trouble plus considérable (urines jumenteuses, voir p. 9).

En ce cas, l'élimination des phosphates se fait surtout le jour ;

2° Phosphaturies passagères, liées aux grandes pyrexies (pneumonie, scarlatine, typhoïde), aux névroses aiguës (épilepsie, hystérie), aux intoxications, au surmenage, à la fatigue cérébrale, à la menstruation, aux excès musculaires ;

3° Phosphaturies vraies permanentes ou diabète phosphaturique, donnant des éliminations de 10, 15 et même 20 grammes en vingt-quatre heures, celles-ci reconnaissant pour causes : des dépenses nerveuses exagérées, une tuberculisation ou un diabète sucré latent. Le plus souvent d'ailleurs, ces phosphaturies s'accompagnent d'azoturie, glycosurie, oxalurie. Malgré la croyance contraire, l'albuminurie est dans ce cas un symptôme grave, avant-coureur d'une tuberculose pulmonaire ou rénale.

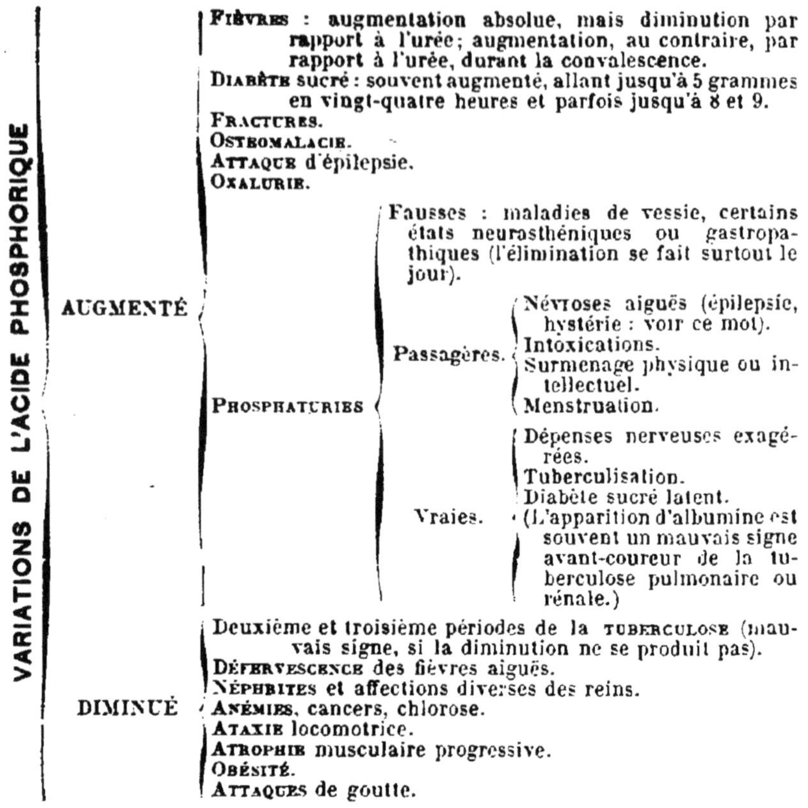

VARIATIONS DE L'ACIDE PHOSPHORIQUE

- AUGMENTÉ
  - FIÈVRES : augmentation absolue, mais diminution par rapport à l'urée ; augmentation, au contraire, par rapport à l'urée, durant la convalescence.
  - DIABÈTE sucré : souvent augmenté, allant jusqu'à 5 grammes en vingt-quatre heures et parfois jusqu'à 8 et 9.
  - FRACTURES.
  - OSTÉOMALACIE.
  - ATTAQUE d'épilepsie.
  - OXALURIE.
  - PHOSPHATURIES
    - Fausses : maladies de vessie, certains états neurasthéniques ou gastropathiques (l'élimination se fait surtout le jour).
    - Passagères.
      - Névroses aiguës (épilepsie, hystérie : voir ce mot).
      - Intoxications.
      - Surmenage physique ou intellectuel.
      - Menstruation.
    - Vraies.
      - Dépenses nerveuses exagérées.
      - Tuberculisation.
      - Diabète sucré latent.
      - (L'apparition d'albumine est souvent un mauvais signe avant-coureur de la tuberculose pulmonaire ou rénale.)
- DIMINUÉ
  - Deuxième et troisième périodes de la TUBERCULOSE (mauvais signe, si la diminution ne se produit pas).
  - DÉFERVESCENCE des fièvres aiguës.
  - NÉPHRITES et affections diverses des reins.
  - ANÉMIES, cancers, chlorose.
  - ATAXIE locomotrice.
  - ATROPHIE musculaire progressive.
  - OBÉSITÉ.
  - ATTAQUES de goutte.

SULFATES (en acide sulfurique)

$dd' \times 0{,}10.$

L'acide sulfurique est dans les urines normales en rapport direct avec l'urée. Ce rapport est sensiblement de 10 :

$$\frac{\text{Urée}}{\text{Acide sulfurique}} = 10,$$

et, comme l'urée égale elle-même sensiblement dd', les deux derniers chiffres de la densité dans une urine normale :

$$\text{l'acide sulfurique} = dd' \times 0{,}10.$$

Malgré que pas indispensable, voici un procédé de dosage ou plutôt d'approximation :

A 20 centimètres cubes d'urine dans un tube ou récipient, ajouter *dd'* × $0^{cm},50$ de liqueur de Marty (donc 5 centimètres cubes avec une urine de densité corrigée 1.010, 10 centimètres cubes avec une urine de densité corrigée 1.020, etc., etc.). Chauffer, filtrer, voir s'il se produit encore un précipité avec la liqueur preuve, que le taux normal serait dépassé et d'autant plus que le précipité serait plus net.

En revanche, si on n'emploie que la moitié de liqueur de Marty nécessaire, soit *dd'* × 0,25, et qu'après filtration aucun précipité ne se produise, nous pourrons conclure que les sulfates sont réduits au moins de moitié pour la normale en fonction de la densité.

Notons que le soufre des sulfo-conjugués (combinaisons d'acide sulfurique et de phénols) n'est pas précipité par le chlorure de baryum si on ne prend pas la précaution de faire bouillir l'urine un quart d'heure environ avec son dixième d'acide chlorhydrique.

Variations de l'acide sulfurique et leur signification. — Chez les enfants rachitiques, l'élimination des sulfates serait environ deux fois moindre que chez les enfants sains.

Les adultes arthritiques, rhumatisants, goutteux éliminent aussi, peu de sulfates (généralement moins de 1 gramme par litre).

CHAPITRE IV

SUBSTANCES ÉTRANGÈRES DANS L'URINE

Nous avons déjà énuméré les éléments qui, ne se rencontrant pas autrement qu'à l'état de traces difficiles à déceler dans les urines normales, font leur apparition avec un état pathologique. Ce sont : l'albumine, le pus, le sang, le sucre, l'acétone, les pigments biliaires, un excès d'urobiline ou d'indican.

Nous allons passer en revue la recherche et au besoin le dosage de ces divers éléments étrangers.

ALBUMINES

SOMMAIRE. — Les diverses sortes d'albumines : albumine proprement dite ou albumine vraie, albumoses ou propeptones, peptones vraies.
Différenciation pratique de ces trois substances. Signification des albumoses et de peptones. Dosage et significations diverses de l'albumine vraie.

Le plus souvent nous nous proposerons comme but unique de rechercher l'albumine sans épithète. Mais, quand nous penserons en avoir trouvé, il faudra la bien identifier en tant qu'albumine vraie pour ne pas risquer de la confondre avec d'autres albuminoïdes dont la signification n'est pas la même.

Voyons donc avec quelles autres albuminoïdes l'albumine vraie risquerait d'être confondue.

Sans entrer dans la théorie, rappelons que les albuminoïdes sont des substances azotées se rapprochant du blanc d'œuf par leur composition et leurs propriétés, présentant par conséquent bien des réactions communes, mais différant les unes des autres par des caractères spécifiques.

Notre nourriture comporte plus ou moins de substances albuminoïdes naturelles que l'organisme transforme avant de les assimiler. Si l'assimilation est imparfaite, nous retrouverons dans l'urine les mêmes substances plus ou moins complètement transformées par les ferments digestifs, plus ou moins libres ou combinées avec les acides, les alcalis ou les nucléines (composés organiques phosphorés). Cette gamme de transformations entraîne des aspects chimiques un peu différents et des interprétations variées au point de vue du diagnostic.

Pratiquement, il nous faudra surtout éviter de confondre l'albumine vraie avec les albumoses ou propeptones et les peptones vraies.

L'albumine vraie est un mélange en proportions indéterminées et variables de globuline et de sérine, deux albuminoïdes venant du sérum sanguin et presque toujours associées dans l'urine.

Les albumoses ou propeptones sont des albuminoïdes ayant subi l'action des ferments digestifs, action moins prolongée et moins complète que celle dont résultent les peptones vraies.

Hâtons-nous de dire que ces diverses albuminoïdes provenant d'un mauvais processus de transformation et d'assimilation ne sont pas les seules que nous puissions rencontrer dans l'urine ; ce liquide peut en effet, pour une cause non liée aux fonctions de nutrition ou d'élimination, contenir du pus ou du mucus, deux éléments dont la présence entraîne celle de deux pseudo-albuminoïdes : la pyine et la mucine.

De plus, une urine contenant du sang nous donnera toujours les caractères de l'albumine vraie. Cette question du sang réservée pour la page 74, nous aurons en somme à éliminer comme causes d'erreur :

La pyine (alcali-albumine du pus) ; le mucus ou pseudo-albumine ; les albumoses ; les peptones.

La classification est peut-être loin d'être aussi simple, et quelques anomalies de certaines urines albumineuses (albumine acéto-soluble de Patein, albumines thermo-solubles) sont vraisemblablement dues à des albuminoïdes de transformation qui trouveraient place dans une énumération plus complète, mais aussi plus touffue. Contentons nous de celle-ci, qui aura le mérite de rendre clair le tableau ci-dessous.

1° Si l'**URINE** n'est pas claire, la filtrer et, si elle passe encore trouble, l'alcaliniser *légèrement* avec un peu de soude ou de potasse et tiédir au-dessous de 40° ; laisser refroidir et filtrer. La clarification se fait par précipitation des phosphates alcalino-terreux ;
2° S'assurer qu'elle ne contient point d'alcaloïdes ni d'antipyrétiques précipités par le réactif de Bouchardat (iodo-ioduré), qui ne donne rien avec les albuminoïdes ;
3° Ajouter à l'urine claire et à froid quelques gouttes d'acide acétique pur. On obtient :

- Un LOUCHE ou un PRÉCIPITÉ
  - PYINE ou plutôt mélange de pyine et de sérine, toutes deux coagulables par la chaleur.
  - MUCUS ou pseudo-mucine : pas coagulable par la chaleur. Précipité par acides minéraux, mais le précipité est soluble dans un excès d'acide. L'urine diluée au 1/2, introduite avec précaution au-dessus d'une solution d'acide citrique à 75 0/0, donne une zone nébuleuse ± étendue, qui ne se produit pas avec l'albumine vraie. Si l'urine donne un anneau et au contact de l'acide azotique et au contact de l'acide citrique, c'est qu'elle contient à la fois de l'albumine vraie et de la pseudo-mucine.
- RIEN. Traiter un peu d'urine par le réactif d'Esbach ou de Tanret.
  - Il se produit un LOUCHE ou un PRÉCIPITÉ. Chauffer le mélange.
    - Le précipité ne disparait pas : albumine vraie, qui peut, d'ailleurs, être due à la présence du sang.
    - Il disparait.
      - Traiter l'urine primitive par quelques gouttes de ferrocyanure de potassium acétique.
        - Louche ou précipité soluble à chaud, reparaissant à froid : albumoses. Précipité aussi par saturation à chaud de sulfate d'ammoniaque. L'acide azotique donne un précipité soluble à chaud, reparaissant à froid.
        - Rien : peptones. L'acide azotique ne donne ni anneau, ni précipité. Le sulfate d'ammoniaque ne précipite rien.

Avant de nous attaquer au gros morceau de l'albumine vraie, voyons d'abord ce que signifie la présence constatée des autres albuminoïdes dans l'urine.

1° *Pyine*. — Par son importance, le pus mérite d'être étudié en détail (p. 79).

2° *Mucus ou pseudo-mucine*. — Existe à l'état de traces dans les urines normales, surtout chez les femmes dont la vulve est parfois le siège de sécrétions exagérées.

Remarque. — Une importante remarque s'impose ici : dans les urines pathologiques, les divers termes de mucus abondant, dépôt muco-purulent, muco-pus ne gardent pas leur véritable signification chimique : aussi commodes que vagues, ils dispensent d'employer le mot terrifiant de pus et lui servent de masque. Conventionnellement ces diverses appellations signifient qu'on s'est contenté d'un examen sommaire du dépôt, constitué dans la majorité des cas par du pus plus ou moins altéré auquel peuvent s'ajouter du sperme, de la bile, des déchets de desquamation et même des urates, phosphates, oxalates, etc.

3° *Albumoses*. — Les cas d'albumosurie sont assez rares si les quantités d'albumoses peuvent être considérables. Liotard signale en effet jusqu'à 105 grammes par litre d'urine et nous donne l'albumose comme se rencontrant de préférence dans la néphrite syphilitique et les maladies osseuses.

4° *Peptones vraies*. — Dans une urine sans gros caractères anormaux émise par un dyspepsique par exemple, la peptone indique un léger trouble intestinal.

Dans les états pathologiques caractérisés, elle accompagne assez souvent les grandes suppurations (diverses septicémies, méningite suppurée, tuberculose, pleurésie purulente, bronchorrée).

On la rencontre avec certaines affections graves de l'appareil digestif (cancers de l'estomac ou de l'intestin).

Elle s'est manifestée chez les brightiques soumis au régime lacté.

Mais elle se laisse constater surtout au cours des diverses maladies infectieuses les plus variées (pneumonie, rougeole scarlatine, syphilis, variole, typhoïde, erysipèle).

Dans la malaria, la peptonurie augmente après l'accès fébrile et elle est d'autant plus accusée généralement que le mal est plus grave.

Remarque très importante. — La peptonurie vraie franche a très rarement été constatée dans les urines et ce que nous appelons peptonurie est plutôt le résultat d'un mélange d'albumoses et de peptones plus ou moins vraies. C'est à ce mélange que s'applique la réaction ci-dessous. Nous avons cru bien faire en maintenant le terme peptonurie pour éviter la confusion qui se rencontre dans maints traités à ce point de vue.

Réaction de Jacquemet. — Elle consiste : 1° à débarrasser l'urine des phosphates et de l'albumine vraie si elle en contient : à cet effet, additionner l'urine de quelques gouttes de solution acéto-acétique et de liqueur d'urane, chauffer à l'ébullition, filtrer, laisser refroidir.

2° Cette double élimination accomplie, prendre 15 centimètres cubes d'urine refroidie, ajouter 5 centimètres cubes d'éther et agiter. Les peptones et albumoses passeront dans l'éther sous forme de gouttelettes graisseuses. tout au plus léger disque huileux avec un sujet sain, magma tellement épais au contraire dans certains cas pathologiques que le tube peut être retourné sans que l'urine s'écoule.

La réaction est positive dans la plupart des maladies infectieuses, quelles qu'elles soient, et d'autant plus nette que le pronostic est plus grave, lié à la violence de l'infection.

Albuminurie vraie. — Pour sa recherche, nous allons indiquer les procédés à la fois les plus simples et les plus sûrs.

1° Après avoir remarqué que les urines albumineuses sont mousseuses et ordinairement plus ou moins troubles, si on n'a pas de réactif à sa disposition, prendre un verre quelconque, mais blanc et bien propre, y verser de l'eau bouillante et laisser tomber une goutte d'urine. Les moindre traces d'albumine donneront l'illusion d'une fumée de cigarette.

2° Introduire dans un tube à essai quelques centimètres cubes d'urine et une pincée de sel (5 0/0), plus quelques gouttes d'acide acétique ou de vinaigre. Filtrer s'il se produit à froid un trouble ou précipité dû à du pus ou à de la pseudo-mucine; puis chauffer jusqu'à l'ébullition la partie supérieure du liquide qui donnera un caillot blanc si l'urine contient de l'albumine.

3° Dans un verre à expérience, introduire 5 centimètres cubes d'acide azotique; puis, avec précaution pour que les deux liquides ne se mélangent pas, faire glisser 10 centimètres cubes d'urine.

Observer ce qui se passe en tenant compte des indications signalées (page 34).

Nous avons dit alors que, non seulement l'albumine, mais encore l'acide urique, l'urée, l'urobiline, les pigments biliaires pouvaient réagir sur l'acide azotique.

Il convient maintenant d'ajouter les albumoses qui donneront un anneau en tout semblable à celui de l'albumine vraie, blanc, à la surface de séparation des deux liquides.

Ce n'est pas tout. Certains médicaments résineux, le copahu ou la térébenthine par exemple, donnent aussi un anneau blanc.

Pour éviter toute cause d'erreur, malgré que l'aspect des

anneaux ne puisse guère tromper les professionnels, voici deux procédés commodes :

a) Si nous chauffons ou l'urine ou l'acide azotique avant de les mélanger, l'anneau de l'urée, de l'acide urique, des albumoses ne se formera pas.

b) Si nous avons des doutes sur les anneaux médicamenteux, ajouter deux fois son volume d'alcool à 90°, 95° au mélange d'urine et d'acide ou seulement à une portion. L'anneau sera dissous.

4° Les réactifs d'Esbach et de Tanret donnent des précipités que la chaleur ne redissout pas si nous avons affaire à de l'albumine vraie, que l'alcool redissout dans le cas des résineux.

Réactif de Pollaci et papier de Gessler (voir p. 151). — Quelques gouttes de formol à 40 0/0 tombant dans l'urine chaude légèrement acide y déterminent un épais coagulum qui adhère parfois aux parois du tube. La réaction peut même se produire à froid avec des urines riches en albumine.

Avant de passer au dosage, quelques remarques nous paraissent nécessaires.

1° *Albumines acéto-solubles ou de Patein*. — Dans l'épreuve par la chaleur, nous avons ajouté une pincée de sel marin. Si cette épreuve a permis de constater la présence d'albumine, il sera bon de la répéter sans addition de sel cette fois; certaines urines signalées par Patein, et qui ont fait depuis l'objet de nombreuses recherches, se troublent à une certaine température, mais ne donnent pas de coagulum à l'ébullition, celui-ci se montrant, à cette température, soluble dans l'acide acétique, car il s'agit d'une albumine un peu spéciale ne différant d'ailleurs chimiquement que par cette propriété de l'albumine vraie.

Il semble qu'elle se rencontre seulement dans les urines pauvres en chlorures ou en phosphates. Il en est bien souvent ainsi, mais le taux de ces derniers éléments peut être normal, comme l'addition de sel peut ne pas empêcher l'anomalie de se manifester : Teissier admet alors dans le cas des chlorures et phosphates normaux que l'acéto-solubilité est attribuable à la malaria, la syphilis ou relève d'une altération primitive du foie.

Bien entendu, l'acéto-solubilité doit, à l'occasion, être signalée dans les feuilles d'analyse.

2° *Albumines thermo-solubles ou albumoses de Bence-Jones.* — Dans la même épreuve par la chaleur, même en présence de sel, mais absence d'acide acétique, il arrive parfois que l'urine se trouble vers 60°, puis s'éclaircit pour se troubler de nouveau par le refroidissement.

La cause de cette anomalie, qu'il faudra signaler aussi, paraît devoir être une transformation plus ou moins profonde de l'albumine vraie ayant perdu un de ses caractères.

3° L'addition à l'urine d'acide acétique ou de vinaigre est loin d'être superflue, car elle évitera la précipitation des phosphates et carbonates dans une urine faiblement acide ou neutre. Or, cette précipitation avec la seule épreuve par la chaleur peut donner lieu à une réponse affirmative qui serait particulièrement erronée.

4° D'après Linossier, dans la néphrite l'anneau avec l'acide azotique a un aspect qui ne trompe pas : opaque, très nettement limité sur ses deux faces, parfois légèrement rosé et apparaissant immédiatement au point de contact de l'urine et de l'acide.

Un signe de pronostic favorable serait le retard dans la formation de l'anneau, son manque de netteté et d'opacité, sa diffusion plus grande.

5° Le coagulum donné par le réactif d'Esbach peut, ou se tasser très vite en flocons plus ou moins volumineux au fond du tube (l'albumine est dite alors rétractile), ou très ténu, se mal déposer ou ne pas déposer du tout, restant en suspension dans l'urine qu'il trouble seulement. Dans ce deuxième cas, l'albumine est dite non rétractile et, avec Bouchard, on a tendance aujourd'hui à la considérer comme une albumine spéciale d'un pronostic défavorable, tant dans les néphrites chroniques que dans les maladies infectieuses, les dyscrasies et certains vices d'assimilation.

D'autres ont fait de la rétractilité l'indice d'une néphrite, la non-rétractilité indiquant une intégrité relative du rein.

Quoi qu'il en soit, il sera également nécessaire de signaler dans les résultats l'un des deux caractères.

Car il a bien été objecté qu'on rendait à volonté l'albumine rétractile ou non en ajoutant un peu de sel ou d'acide à l'urine, qu'on transformait la rétractile en non-rétractile par la simple addition d'eau ; ceci ne prouve point qu'une urine ne puisse être tenue en défiance qui ne réalise pas spontanément ces conditions dues à un artifice.

Dosage de l'albumine. — Malgré son exactitude, le dosage par coagulation et pesée n'est pas fait pour nous, ne réunissant pas les qualités pratiques que nous recherchons.

D'autre part, le tube d'Esbach tel qu'il est généralement utilisé sans aucune précaution préliminaire donne lieu à de grossières erreurs, les résultats pouvant varier du tiers au triple de la quantité réelle.

C'est qu'en effet le rapport entre le poids et le volume de l'albumine est loin d'être constant, surtout si la densité du milieu est quelconque.

De plus, le réactif d'Esbach ne précipite pas que l'albumine, mais aussi le santal, le copahu, les albumoses, les peptones, les alcaloïdes, en particulier le sulfate de quinine et même la potasse dans les urines exceptionnellement riches en cet élément.

Toutes ces substances perturbatrices, nous pouvons bien les rechercher : les alcaloïdes avec le réactif de Bouchardat qui ne précipite point les albuminoïdes, les résineux avec l'alcool, les albumoses et peptones par la chaleur.

Mais, si leur présence est constatée, il est bien évident que le dosage au tube sera fort compromis et qu'il faudra tourner la difficulté (voir p. 69).

Toutefois, dans la majorité des cas, nous pourrons utiliser le procédé d'Esbach, mais à la condition de ne point négliger les très importantes remarques ci-dessous.

1° Il faut rejeter les tubes à extrémité effilée introduits récemment sur le marché. Le tassement s'y fait mal, et l'ancien modèle à fond rond, de graduation soignée, est de beaucoup préférable. Le diamètre doit être inférieur à 15 millimètres.

2° Si l'albumine est d'un tassement difficile, il faut ajouter V gouttes d'acide azotique au mélange d'urine et de réactif d'Esbach.

Ceci fait, mélanger une douzaine de fois. Faire la lecture quand le précipité s'est complètement tassé.

Je peux affirmer, par comparaison, que si ces précautions sont prises, le dosage ainsi pratiqué vaut le procédé pondéral au 1/100 près, surtout si la densité de l'urine est voisine de 1.010, condition facile à réaliser par dilution ; bien entendu il ne faudrait point, dans ce cas, oublier de multiplier le résultat trouvé par le chiffre de dilution.

Quantités d'albumine inférieures à 0g,50 par litre. — Toutefois il convient de remarquer qu'avec une urine contenant des traces d'albumine, c'est-à-dire des quantités inférieures à 0g,50 par litre, le tassement se fait toujours mal et la lecture au tube n'est pas facile.

Voici, dans ce cas, le procédé qui convient le mieux et nous permet aussi de tourner les difficultés signalées page 68.

1° Nous pouvons d'avance savoir si la quantité est supérieure ou inférieure à 0,50 en partant de ce double fait d'observation :

a) Une urine acide contenant 0,10 0/00 d'albumine donne un louche très net à l'ébullition, mais sans dépôt au fond du tube après refroidissement.

b) Si une urine additionnée du 1/10 de son volume de réactif de Tanret donne à l'ébullition un précipité grumeleux, elle renferme plus de 0,10 par litre, car au-dessous de ce chiffre il n'y a pas de précipité, mais seulement un louche plus accentué d'ailleurs qu'avec la simple ébullition.

En conséquence, diluons notre urine au 1/5, prenant 10 centimètres cubes d'urine et 40 centimètres cubes d'eau, et employons un des deux essais ci-dessus avec le réactif de Tanret par exemple (10 centimètres cubes d'urine diluée, 1 centimètre cube de réactif) ; si, à l'ébullition, il se produit un précipité suivi de dépôt, la teneur primitive était supérieure à 0, 50 par litre, et nous pouvons utiliser le procédé d'Esbach. Si c'est au contraire un simple louche sans précipité qui se produit, mieux vaudra utiliser les indications ci-dessous empruntées à Blarez.

1° Dans un tube à essai bien propre, introduire 5 centimètres cubes d'urine acidifiée à l'acide acétique et filtrer ensuite. Porter à l'ébullition. *Remarque :* le tableau ci-joint nous permet, après dilution convenable de l'urine par tâtonnements, de tourner les difficultés signalées p. 68.	TROUBLE suivi d'un précipité qui, après un quart d'heure de repos et de refroidissement, occupera tout le fond sphérique du tube : 0,50 0/00. TROUBLE ; après un quart d'heure de refroidissement, le dépôt est à peine visible au fond du tube : 0,25 0/00. LOUCHE très net immédiat, mais sans dépôt après refroidissement : 0,10 0/00. LOUCHE douteux, mais net si on chauffe la partie supérieure du tube ou si on compare avec urine primitive acidifiée et filtrée : 0,05 0/00. LOUCHE très faible, mais encore appréciable par comparaison : 0,04 0/00. LOUCHE infime, mais encore perceptible par comparaison : 0,03 0/00. A 0,02 et 0,01, l'ébullition ne donne plus rien.

	TROUBLE considérable, suivi d'un précipité presque immédiat, qui se tasse au fond du tube avant dix minutes : 0,50 0/00.
	25 0/00 : *idem*.
2° Prendre 10 centimètres cubes d'urine, ajouter goutte à goutte XX gouttes de réactif de Tanret à froid.	0,10 0/00 : TROUBLE immédiat plus considérable que par la chaleur et, après dix minutes, formation lente d'un précipité bien visible, mais qui ne dépose pas.
Le tableau ci-contre ne peut pas servir pour le dosage quand existent les difficultés signalées p. 68.	0,05 0/00 : LOUCHE plus apparent que par la chaleur, ne nécessitant pas un terme de comparaison ; dépôt très net au fond du tube, mais après une heure seulement.
	0,04 0/00 : LOUCHE immédiat très net, même sans comparaison.
	0,03 0/00 : LOUCHE encore perceptible par comparaison.
	0,02 0/00 } LOUCHE encore perceptible, mais nécessairement atténué.
	0,01 0/00 }

Des albuminuries. — Supposons que dans une urine nous ayons trouvé de l'albumine vraie. Est-ce à dire que notre malade est atteint d'une affection rénale et y aurait-il lieu de s'alarmer au même degré dans tous les cas d'albuminurie même vraie ?

Nous avons entendu proférer assez d'erreurs sur ce sujet ; nous en avons même vu commettre, hélas ! pour ne pas hésiter à combattre un préjugé qui rencontre des adeptes jusque dans la profession médicale et pharmaceutique.

Non, il est bon de le répéter à satiété, toutes les albuminuries n'ont pas la même signification au point de vue du diagnostic. Il n'est pas mauvais non plus de crier à l'hérésie quand on voit le chiffre imposant d'au moins qnelques grammes, nécessaire pour éveiller une méfiance parfois vaine, alors que de méprisables centigrammes entretiennent trop souvent, au contraire, une quiétude grosse de dangers.

La quantité d'albumine n'est pas ce qui importe le plus en général, il faut se méfier bien moins d'une urine à peu près normale par ailleurs (contiendrait-elle 20 grammes d'albumine par litre), que des traces impondérables véhiculées par un liquide dont la plupart des éléments normaux seraient en forte baisse, preuve que le rein ne joue pas son rôle de filtre.

Si les signes cliniques, si au besoin l'épreuve du bleu de méthylène (p. 139) ou à défaut une mauvaise élimination de la térébenthine par exemple (p. 16) permettent de supposer le rein à peu près sain, l'albuminurie sera dite fonctionnelle par opposition aux albuminuries rénales. Seules, ces dernières sont l'indice d'une néphrite, tandis que les premières sont ou d'origine inconnue ou reconnaissent pour cause des troubles nerveux, respiratoires, circulatoires ou digestifs.

Le tableau ci-dessous nous guidera dans l'étude de cette question touffue des albuminoïdes dont, tout le premier, j'ai éprouvé les difficultés d'exposition.

PUS = Inflammations diverses de l'appareil urinaire. Suppurations tuberculeuses.

MUCUS ou Pseudo-mucine = Surtout dans l'urine des femmes par sécrétions exagérées de la vulve. Mais les termes de mucus abondant, dépôt muco-purulent perdant leur signification clinique servent le plus souvent à éviter l'emploi du mot pus.

ALBUMOSES = Néphrite syphilitique, maladies osseuses. Se rencontrent parfois avec albuminuries d'origine indéterminée.

PEPTONES et souvent MÉLANGES D'ALBUMOSES ET DE PEPTONES.
- Grandes suppurations.
- Cancer de l'estomac ou de l'intestin.
- Brightiques au régime lacté.
- Maladies infectieuses. Réaction de Jacquemet.
- Le plus souvent troubles digestifs ou nerveux sans gravité.

ALBUMINOIDES encore mal définis ou mal classés.
- Albumine acéto-soluble de Patein.
  - Faible taux des chlorures ou des phosphates ou Malaria.
  - Syphilis.
  - Altérations du foie.
- Albumines thermo-solubles ou albumoses de Bence-Jones.
  - Ostéomalacie.
  - Sarcomatose primitive, maladies des os.

Présence du sang dans l'urine (voir page 000).

Rénales avec déchets anatomiques du rein.
- Néphrites primaires.
  - Aiguës (1 à 5 gr. par litre. Exceptionnellement 15, 20, 30).
  - Chroniques (traces à 3 gr., rarement 5, 10 et 15 dans dégénérescence graisseuse et amyloïde des reins.
  - Maladies infectieuses aiguës.
    - Pneumonie.
    - Typhoïde.
    - Surtout scarlatine avec souvent traces de sang.
  - Paludisme.
  - Syphilis (en grande quantité et parfois albumoses.

ALBUMINOIDES DANS

ALBUMINE VRAIE

ALBUMINURIES VRAIES ET FRANCHES

- *Guyon donnait l'intermittence comme caractéristique de l'albuminurie sans lésions rénales.*
  - Néphrites secondaires.
    - Maladies infectieuses.
      - Tuberculose avec la forme d'albuminurie prétuberculeuse qu'on n'observe que le matin.
    - Grossesse.
      - Voir souvent urine.
    - Intoxications.
      - Chloroforme.
      - Plomb.
      - Cantharides.
      - Phosphore et arsenic.
      - Mercure (albuminurie faible contrairement à albumose syphilitique).
- FONCTIONNELLES.
  - Maladies de cœur (traces d'albumine et souvent traces de sang en nature).
  - D'origine nerveuse.
    - Epilepsie-Hystérie.
    - Délirium Tremens.
    - Tétanos.
    - Maladie de Basedow.
    - Commotions cérébrales.
    - Fractures du crâne.
- ORIGINE INDÉTERMINÉE avec ou sans albumoses.
  - ALB. INTERMITTENTE cyclique des adolescents = S'observant surtout chez jeunes sujets arthritiques héréditaires (traces à 1 gr. tous les jours à la même heure).
  - ALB. ORTHO-STATIQUE = n'apparaissant que durant la station debout s'en allant par le repos au lit. Taux parfois élevé. S'observe chez les enfants délicats et surtout scoliotiques.
  - ALB. DES DIABÉTIQUES, des goutteux, des obèses (faibles quantités alternantes, substitutives ou concomitantes).
  - ALB. DIGESTIVES ET HÉPATHOGÈNES = S'observent chez certains dyspeptiques (0,60 à 0,80 après les repas surtout).
  - ALB. DES AFFECTIONS CHRONIQUES de l'estomac, du foie, du pancréas.
  - ALB. DUES A LA PALPATION des reins et au rein flottant.
  - ALB. D'ORIGINE GÉNITALE, faibles et passagères.
  - ALB. HÉRÉDITAIRE des nouveau-nés.

SANG DANS L'URINE

SOMMAIRE. — Pour fréquente que puisse être la présence du sang dans l'urine, elle l'est cependant moins que ne le laisse supposer la couleur du liquide. Caractères morphologiques des urines sanglantes. Dépôt et liquide surnageant.
Recherche chimique du sang. Signification de sa présence.

Si on voulait en croire les malades, rares seraient les urines non hématuriques, c'est-à-dire qui ne contiendraient pas du sang ; la couleur plus ou moins rougeâtre est en effet un trompe-l'œil fréquent sous la dépendance des aliments, des médicaments, des excès d'urates, etc.

Toutefois il ne faut pas se dissimuler que relativement nombreux sont les pisseurs de sang. Inutile de dire que, toutes causes d'erreur écartées, la présence de cet élément étranger dans l'urine acquiert une grande valeur au point de vue du diagnostic.

Tout d'abord, les caractères morphologiques sont ici d'une extrême importance qui éclipse les plus précises déterminations du laboratoire.

A supposer que le sang ne soit point mélangé de pus (mélange plutôt commun que nous étudierons page 81), le tableau ci-dessous nous fournira quelques utiles indications.

Mais hâtons-nous de protester contre une erreur sans fondement et néanmoins assez répandue qui voudrait faire distinguer entre les urines sanglantes de couleur noire ou de couleur rouge, les premières supposées d'origine rénale, les deuxièmes d'origine vésicale.

Il n'y a pas de rapport entre la couleur du sang et la localisation de la lésion.

Laisser reposer l'**URINE**. Elle se sépare en deux couches avec zone intermédiaire plus ou moins nette. Contrairement à ce qui se passe quand le sang est mélangé de pus, la couche supérieure reste colorée dans l'immense majorité des cas, surtout dans les urines de faible densité ou additionnées d'eau. En tout cas, la moindre agitation recolore le mélange, le pouvoir colorant et diffusif du sang étant très considérable.

COUCHE INFÉRIEURE = crème ± foncée, dans laquelle sont noyés des caillots de consistance, de formes, de couleurs variables.

- a) Les uns mous, facilement dissociables.
- b) D'autres, les plus importants, assez consistants pour avoir pu épouser les formes de l'uretère ou de l'urètre sur une longueur telle qu'elle permet de reconnaître l'origine rénale ou vésicale de l'hémorragie.

  De la même espèce, mais à examiner au microscope, sont les caillots moulés dans les tubes efférents du rein.

  La coexistence de coliques néphrétiques avec l'expulsion de caillots est nécessairement un fait de nature à lever le doute s'il existe.
- c) Une troisième variété assez dure pour jouer le rôle de corps étrangers expulsés avec douleur.
- d) Enfin, une espèce fibrineuse, généralement grisâtre, qui effraie beaucoup les malades et leur fait dire qu'ils pissent des morceaux de chair ; ce sont, ou de vrais caillots fibrineux assez souvent liés alors aux cancers de la vessie, ou plus fréquemment des agglomérés assez consistants et décolorés de pus et de sang.

LIQUIDE SURNAGEANT

GROSEILLE, rouge vif, rouge foncé, brunâtre ou noir. Sa caractéristique, répétons-le, est de rester coloré ou de se recolorer facilement.

CAUSES D'ERREUR.
- Médicaments d'odeur gangreneuse.
- Urines noires de certains états très graves.

Recherche chimique du sang. — Pour peu que la quantité de sang soit suffisante, les caractères morphologiques ci-dessus nous dispenseront presque d'investigations plus profondes.

S'il n'est qu'à l'état de traces, le microscope, le spectroscope nous renseigneront admirablement.

Mais on peut recourir aussi aux moyens chimiques un peu imparfaits en l'espèce.

Avant tout il faudra se méfier de la couleur trompeuse de l'urine, véhicule de certains médicaments : la résorcine, le naphtol, le chlorate de potasse, le nitrite d'amyle, la nitro-glycérine, la nitro-benzine, l'antifébrine, l'antipyrine, le pyramidon passent en rouge. La rhubarbe, le séné, la santonine développent la même couleur dans les urines alcalines ordinaires ou alcalines ammoniacales. Le sulfonal donne une coloration rouge noirâtre. Enfin nous connaissons les urines alcaptoniques et certaines urines noirâtres des cas très graves.

Voici quelques moyens de rendre les apparences moins trompeuses.

1° L'acidité sera plus ou moins atténuée et transformée en alcalinité si la quantité de sang est suffisante;

2° La présence de sang, qui contient 29 0/0 environ d'albumine, entraîne celle de tout ou partie seulement de cette substance ; le dosage du sang serait même possible si la proportionnalité était conservée dans tous les cas ;

3° Le précipité d'albumine obtenu avec le réactif d'Esbach est rougeâtre, après lavage ;

4° Un peu d'urine alcalinisée à la potasse ou à la soude et chauffée dans un tube laisse déposer ses phosphates alcalino-terreux colorés en rouge brun par l'hématine, le liquide surnageant restant légèrement verdâtre;

5° Le réactif de Florence (p. 151), facile à préparer, a l'avantage de nous renseigner en même temps sur la quantité d'urobiline ;

6° On a dit pis que pendre ces temps derniers des réactions basées sur les phénomènes oxydasiques (teinture de gaïac, benzidine, réactif de Meyer à la phénolphtaléine, réactif à la fluorescéine, etc.). Nous comprenons fort bien que, de par leur manque de spécificité, ces réactions inspirent une grande défiance dans les recherches médico-légales.

Mais, en matière d'analyses d'urine, nous ne pouvons nous dispenser de remarquer qu'agissant en milieu acétique et à froid, aucun des corps signalés jusqu'à présent comme donnant une coloration au même titre que le sang, ne nous paraît devoir ou pouvoir intervenir que rarement, à part peut-être le bromure de potassium (eau distillée à chaud, mélanges de bicarbonate de soude, sulfate de magnésie, chlorure de potassium, bicarbonate de soude et phosphate d'ammoniaque).

Nous avons une première indication très importante dans la présence d'albumine et la couleur du dépôt des phosphates. Ainsi croyons-nous légitime de contrôler par la réaction ci-dessous choisie entre toutes parce que très sensible et ne nécessitant pas la conservation particulièrement difficile d'un réactif liquide ou la préparation extemporanée de teinture de gaïac.

Se procurer du papier à la benzidine obtenue en imprégnant du papier filtre blanc d'une solution saturée de benzidine dans l'acide acétique. Faire sécher et conserver en flacons bien bouchés. Tremper dans l'urine une bande de ce papier et la plonger ensuite dans une petite capsule contenant soit un peu d'eau oxygénée, soit une solution extemporanée de perborate de soude (une petite pincée pour 5 centimètres cubes) dans de l'eau légèrement acidulée à l'acide acétique. S'il y a du sang, le papier bleuit au bout de trois à cinq minutes.

Une variante consiste à dissoudre la grosseur d'une tête d'épingle de benzidine dans 1 centimètre cube d'acide acétique, ajouter 1 centimètre cube d'urine et II ou III gouttes d'eau oxygénée ou une trace de perborate de soude.

Si la réaction positive non appuyée sur des déterminations préliminaires ne permet pas toujours d'affirmer la présence du sang, en revanche une réaction négative permet de conclure à son absence.

Il nous reste à voir dans quels cas le sang peut se rencontrer dans l'urine.

Toutes les fois que le sang survient et s'en va sans cause connue, que sa présence est l'unique symptôme d'un état pathologique inconnu, redouter un néoplasme ; pour peu que l'accident se renouvelle dans les mêmes conditions, la néoplasie est probablement établie, qu'il faut localiser.

- Maladies cardio-rénales : souvent traces.
- Anémies : assez souvent présence de globules sanguins, déchiquetés et décolorés, sans hématurie réelle.
- Urines des femmes à l'époque menstruelle : fibromes utérins.
- Traumatismes dus à des chutes, coups, sondages. — Reins. Uretères. Vessie. Prostate. Urètre.
- Inflammations. — Reins. Vessie (cystites). Urètre.
- Lésions organiques. — des Reins. de la Vessie. Rarement de l'urètre.
- Corps étrangers, cristaux, calculs, caillots. — Reins. Uretères. Vessie. Urètre.
- Maladies infectieuses. — Variole. Scarlatine. Rougeole. Typhoïde. Fièvre jaune. Scorbut. Leucocythémie. — Hématurie négligeable en elle-même, mais entraînant généralement un pronostic sombre.
- Hémophylie : peut être héréditaire et, par conséquent, pas toujours grave.
- Néphrites aiguës, cantharidiennes, érysipélateuses, pneumoniques. — Le pissement de sang est le plus souvent peu abondant et de courte durée.
- Hématurie parasitaire des pays chauds : alterne généralement ou coexiste avec urines chyleuses.
- Hématuries hystériques.

Note sur les éjaculations sanglantes. — Les éjaculations sanglantes ne sont pas rares et effrayent énormément leurs auteurs (vieillards à grosse prostate, jeunes gens après des excès génésiques ou des masturbations excessives, malades atteints de chaude-pisse ou d'orchite). Plus terrifiantes que dangereuses, elles ont pour siège les vésicules séminales.

PUS DANS L'URINE

Sommaire. — Les caractères morphologiques des urines purulentes sont aussi très importants. L'aspect varie avec la réaction. Dépôt et liquide surnageant.
Recherche chimique du pus. Signification de sa présence dans l'urine.

Comme les urines sanglantes, les urines contenant du pus sans autre mélange présentent des caractères morphologiques précieux à observer et que résume le tableau ci-dessous.

Remarques. — 1° Pour éviter toute confusion, il convient de se rappeler ce que nous avons dit, page 36, du sédiment urinaire et des dépôts sans aucun caractère purulent ou sanglant que peuvent présenter des urines même normales refroidies ou fermentées. Il est naturel de penser que les dépôts minéraux seront fréquents dans les urines purulentes ou sanglantes, modifiant plus ou moins les caractères morphologiques décrits dans nos tableaux ;

2° La présence de sperme dans l'urine ne peut guère donner lieu à confusion avec le pus ; il est d'abord rare qu'il se rencontre en quantités appréciables et, dans les cas où il forme un dépôt suffisant, celui-ci est bleuâtre et toujours transparent. Le microscope est d'ailleurs en l'espèce le meilleur des départiteurs ;

3° Rappelons que les expressions de mucus, muco-pus, dépôt muco-purulent s'appliquent le plus souvent à du pus plus ou moins mélangé.

L'URINE purulente, examinée par transparence, est plus ou moins trouble dès l'émission. Par le repos, une séparation plus ou moins complète se produit. Quand elle se fait bien, la hauteur du pus est fonction non de la quantité de ce dernier, mais de sa densité qui diminue, augmentant la hauteur, avec l'amélioration des lésions. Contrairement à l'opinion courante, les urines purulentes gardent, en général, leur acidité.

DÉPOT

a) Simples Filaments. Dans l'urine des hommes seulement : urétrite à localiser.

b) Nuages floconneux, se mélangeant avec la plus grande facilité à l'urine pour la troubler de nouveau, opaques du côté des parois du vase, ne se déposant pas toujours dans les urines sucrées ou de forte densité.
Prennent aussi la forme de couches superposées jaunâtres en l'absence de sang ou d'urates qui les colorent en rouge ± brun. Se remélangent aussi par la moindre agitation. (Ne pas confondre avec le nuage ordinaire.)
— Généralement état pathologique de la vessie.

c) Couches à contours irréguliers, à surfaces de séparation irrégulières, d'aspect granuleux, se remélangeant assez difficilement.
— Lésions vésicales subaiguës ou chroniques. Cystites du col ou cysto-prostatites tuberculeuses.

d) Pus en nature, constituant des dépôts homogènes avec surfaces planes et contours réguliers, colorés en jaune ou gris en l'absence de sang ou d'urates.
— Assez souvent origine rénale, mais peut aussi résulter d'une inflammation aiguë de la vessie.

Dans ces deux cas surtout, se rencontrent parfois dans les couches purulentes des grumeaux ± nombreux, jaunes ou grisâtres.
1° Mous, semi-transpar. : fragm. de tumeurs ± modifiés dans le cas de cystite ancienne néoplasique.
2° Plus ternes : grumeaux de pus mélangés de phosphates.

URINE SURNAGEANTE

Acide, neutre ou faiblement alcalin. Densité faible, mais surtout légère, polyurie caractéristique de 3 à 4 litres. La séparation est lente et imparfaite, l'urine surnageant gardant l'aspect du sirop d'orgeat sale.
— Urines rénales. Les bassinets et uretères ajoutent leur suppuration à celle de la vessie, bien moindre que la leur en quantité.

Ammoniacale, fort sale, très trouble. Dépôt épais et glaireux, adhérant parfois fortement au fond du vase, dont il est difficile de le détacher. D'autant plus gluant généralement que l'urine est plus ammoniacale, toute la masse de celle-ci restant quelquefois visqueuse et filante sans séparation de dépôt. Dans celui-ci se laisse constater la présence de traînées ou de grumeaux gris sale.
— Urines vésicales. Cystites anciennes à leur phase aiguë.

Il arrive quelquefois que l'urine surnageante est encore acide alors que le dépôt est alcalin ; nous trouverons en ce cas, mais atténués, les caractères du dépôt dans les urines ammoniacales, la viscosité pouvant en être amoindrie.

Recherche du pus. — Dans les cas douteux, le pus se recherche de préférence au microscope.

Chimiquement, nous avons deux moyens simples de caractérisation :

1° L'urine filtrée, clarifiée au besoin comme il est indiqué page 61 par alcalinisation et tiédissement, est additionné d'acide acétique à froid : elle se trouble ou précipite ;

2° Pour distinguer le pus de la mucine qui trouble aussi dans les mêmes conditions, ajouter à l'urine 1/5 de son volume d'ammoniaque, et battre avec un agitateur, tandis que l'urine muqueuse se fluidifie, l'urine purulente devient visqueuse et filante comme du blanc d'œuf.

PRÉSENCE DU PUS DANS L'URINE

- MALADIES DIVERSES de l'appareil urinaire (voir p. 142).
- TUBERCULOSE RENALE.
- ABCÈS ou lésions dans le voisinage des voies urinaires.
- PYELITE.
- Au point de vue du pronostic, la durée, la quantité et la qualité de la suppuration doivent être prises en considération. Il n'y a pas toujours péril immédiat si la cause est connue.
- Au contraire, s'il n'y a pas d'explication bien plausible à la suppuration, si le malade n'a jamais pissé de calculs, s'il n'a pas eu la chaude-pisse, n'a jamais été sondé, la présence continue et prolongée d'une notable quantité de pus dans l'urine indique une situation grave malgré les apparences. Il faut se méfier d'une tuberculose rénale et vésicale, qui fait son apparition aussi chez les jeunes gens sans autres symptômes, sans autres troubles de la santé, avec des urines normales, mais purulentes.

PUS ET SANG

URINES contenant du pus et du sang.

- DÉPOT
  - JAUNATRE, stries de sang rappelant par leur disposition des coupes géologiques figurées, aspect variant d'ailleurs avec la consistance du pus : Cystite subaiguë.
  - GLAIREUX, très adhérent, paraissant uniformément teinté d'une façon intense. En examinant de plus près, on voit un substratum de pus grisâtre demi-transparent criblé de points et de stries sanguines : Forme aiguë de la cystite.
- URINE SURNAGEANTE : N'est pas teintée, car le sang est englobé dans le pus.

Si nous résumons dans un dernier tableau l'aspect de

l'urine surnageant le dépôt, nous voyons trois caractéristiques différentes.

ASPECT de l'urine seulement sanglante ou purulente ou à la fois purulente et sanglante :

- Sang seul : urine surnageante plus ou moins et diversement colorée ou se recolorant très facilement par la moindre agitation.
- Pus et sang mélangés : urine surnageante décolorée.
- Pus seul : urine surnageante plus ou moins trouble, plus ou moins fluide ou visqueuse.

SUCRE DANS L'URINE

Sommaire. — Comment l'attention du malade est parfois éveillée. Recherche chimique du sucre. Son dosage. Significations de la présence du sucre. Diabètes et glycosuries.

Le malade soupçonne quelquefois lui-même la présence du sucre dans son urine qui poisse les chemises et attire les mouches, abeilles et fourmis.

D'autre part, l'attention du chimiste sera éveillée par la décoloration de certaines urines sucrées, leur volume et surtout leur densité élevée.

Disons vite qu'il ne doit d'ailleurs pas se dispenser de chercher le sucre, même avec une densité de 1.005 ou 1.006.

Recherche du sucre. — 1° Si par miracle, à la campagne par exemple, on n'avait pas le moindre réactif à sa disposition, il serait encore possible de déceler la présence du sucre en chauffant dans une cuiller inclinée de l'urine avec assez de précaution pour obtenir un enduit et une odeur de caramel.

2° Un procédé pratique et commode consiste aussi à faire bouillir l'urine avec le 1/5 de son poids de chaux fraîchement éteinte. L'urine brunit d'autant plus qu'elle est plus sucrée ;

3° Nous avons déjà appris (p. 35) à utiliser la liqueur de Fehling. Rappelons que le mélange doit se troubler, donner un précipité plus ou moins abondant qui lui fait perdre sa transparence et qu'un simple changement de couleur ne légitimerait pas une réponse affirmative quant à la présence du sucre.

Les causes d'erreur sont très nombreuses ; on peut du moins les écarter par les moyens suivants :

a) En faisant la recherche sur une urine déféquée et filtrée (voir p. 86), par conséquent débarrassée des éléments perturbateurs ;

b) En plongeant le tube dans l'eau bouillante retirée à l'instant même du feu, la glucose étant seule capable d'opérer la réduction au-dessous de la température d'ébullition ;

c) Si on n'est pas pressé, le mieux est encore de placer dans un tube à essai volumes égaux de liqueur de Fehling et d'urine non déféquée et d'abandonner le mélange vingt-quatre heures au bout desquelles la formation d'un précipité rouge au fond du tube sera probante, puisque les réducteurs autres que le sucre ne peuvent agir à froid.

4° Un essai par l'acide orthonitrophénylpropionique pourra lever les doutes à la condition de prendre les précautions ci-dessous :

a) Se méfier des comprimés du commerce que j'ai vus échouer souvent ;

b) Préparer le réactif comme il est indiqué page 151 ;

c) Remplir jusqu'au 1/0 environ de réactif un tube à essai ; ajouter XX à XXV gouttes d'urine, soit 1 centimètre cube, et mélanger. Faire bouillir le haut seulement du liquide, retirer du feu et ajouter de nouveau goutte à goutte XX à XXV gouttes. Ne plus chauffer.

Si l'urine contient du sucre (glucose ou lactose), une coloration bleue se manifeste du haut en bas dans le liquide, avec précipitation plus ou moins considérable de petites parcelles d'indigo bleu.

Quand la coloration s'est manifestée avant l'addition du deuxième centimètre cube d'urine, l'urine contient certainemement plus de 10 grammes de sucre par litre.

Ni la créatinine, ni les composés xantho-uriques, ni les sels ammoniacaux ne peuvent intervenir ici pour troubler la réaction, qui permet de déceler moins de 1 gramme par litre.

C'est ce procédé que je conseille pour la recherche longue et difficile parfois des petites quantités de sucre.

Dosage du sucre. — Des procédés empiriques vont tout d'abord nous fixer approximativement sur la teneur probable de l'urine en sucre.

1° Avec Bouchardt nous pouvons prévoir moins de 25 grammes par litre, pour une émission de 2 litres en vingt-quatre heures et 14 à 42 grammes par litre pour un volume quotidien de 3 à 4 litres.

2° *Règle de Bouchardat.* — Multiplier les deux derniers chiffres de la densité par 2 et par le volume des vingt-quatre heures et retrancher du produit 50 s'il n'y a pas polyurie, 60 si la polyurie existe. On a ainsi la quantité de sucre éliminée en vingt-quatre heures et la teneur du litre s'obtient nécessairement en redivisant ce chiffre par le volume.

Ex. : Soit une urine de densité 1.033 avec 4 litres rendus par jour.

$$(33 \times 2 \times 4) - 60 = 204 \text{ grammes,}$$

quantité de sucre éliminée par jour, le taux par litre étant $\frac{204}{4} = 51$ grammes par litre.

Pour le dosage précis, c'est le procédé Causse-Bonnans que nous allons employer dans des conditions spéciales, capables de lui conserver toute sa précision. Nous savons qu'il exige, comme d'ailleurs la liqueur de Fehling sans addition de ferrocyanure, une dilution des liquides à titrer telle que la quantité de sucre soit de 5 à 10 grammes par litre. La première des opérations à faire subir à l'urine sera donc de la diluer tout en la déféquant; en second lieu, filtrer, introduire le filtrat dans une burette. Ensuite placer dans une capsule 10 centimètres cubes de liqueur de Fehling bleue, 10 centimètres cubes de liqueur tartrique blanche et 5 centimètres cubes de solution au 1/10 de ferrocyanure de potassium. Porter à l'ébullition, laisser tomber lentement la liqueur sucrée. Lorsque, après avoir constaté le passage du bleu au vert clair, on arrive au jaune, on ne procède plus que par addition d'une goutte à chaque fois et on arrête lorsque se manifeste brusquement une coloration brune. Ce point précis doit être bien saisi. Il indique la fin de l'opération. En ce moment on lit le nombre de centimètres cubes de liqueur sucrée employée. En pratique, avec les dilutions préliminaires, ils oscillera autour de 5 centimètres cubes; il n'y a plus qu'à calculer la quantité de sucre et à ne pas oublier de multiplier, s'il y a lieu, par le coefficient de dilution.

Le tableau ci-contre résume la technique à suivre pas à pas.

DOSAGE DU SUCRE

1° Diluer l'urine et la déféquer comme ci-dessous :

Densité 1050 à 1040. — Prendre 5 cm³ d'urine + X gouttes de réactif de Courtonne. + Eau Q. S. pour 100. Il faudra multiplier le résultat par 20.
1040 à 1030. — — 10 cm³ d'urine + XX — — — + — pour 100. Multiplier par 10.
1030 à 1010. — — 20 cm³ d'urine + 2 cm³ ou XL gouttes — + — pour 100. Multiplier par 5.
1010 à 1000. — Ne pas diluer. — Ajouter au volume choisi d'urine 1/10 de réactif de Courtonne et multiplier le résultat trouvé par 1,10

2° Prendre 10 centimètres cubes de Fehling bleu, 10 centimètres cubes de Fehling blanc et 5 centimètres cubes de solution de ferrocyanure au 1/10.
Porter à l'ébullition, verser comme il a été dit le filtrat résultant de la première opération.
S'arrêter dès que le brunissement se produit.

3° Soit N le nombre de centimètres cubes de filtrat employés.
Faire la division ci-dessous :

Sucre $= \frac{42}{N}$, et multiplier le résultat par les coefficients de dilution ci-dessus, 20 ou 10 ou 5, ou si l'urine n'a pas été diluée 1,10.

On aura aussi le poids du sucre par litre.

En pratique, N oscillant autour de 5 centimètres cubes, les chiffres ci-dessous éviteront presque toujours d'effectuer la division $\frac{42}{N}$.

4 cm³	= 10,50 × dilution	5 cm³	= 8,4 × dilution	6 cm³	= 7 × dilution	7 cm³	= 6 × dilution
4,1	= 10,23 ×	5,1	= 8,26 ×	6,1	= 6,90 ×	7,1	= 5,925 ×
4,2	= 10,02 ×	5,2	= 8,12 ×	6,2	= 6,80 ×	7,2	= 5,85 ×
4,3	= 9,87 ×	5,3	= 7,98 ×	6,3	= 6,70 ×	7,3	= 5,77 ×
4,4	= 9,60 ×	5,4	= 7,84 ×	6,4	= 6,60 ×	7,4	= 5,70 ×
4,5	= 9,49 ×	5,5	= 7,70 ×	6,5	= 6,50 ×	7,5	= 5,625 ×
4,6	= 9,28 ×	5,6	= 7,56 ×	6,6	= 6,40 ×	7,6	= 5,55 ×
4,7	= 9,07 ×	5,7	= 7,42 ×	6,7	= 6,30 ×	7,7	= 5,47 ×
4,8	= 8,86 ×	5,8	= 7,28 ×	6,8	= 6,20 ×	7,8	= 5,40 ×
4,9	= 8,65 ×	5,9	= 7,14 ×	6,9	= 6,10 ×	7,9	= 5,32 ×

EXEMPLE : Soit une urine de densité 1.025. Je prends 20 centimètres cubes + 2 centimètres cubes réactif de Courtonne. Je filtre. Avec la liqueur de Fehling ; j'emploie 4cm³,5 du filtrat. J'obtiens au tableau 9gr,49 que je multiplie par le coefficient de dilution 5 et j'ai 9,49 × 5 = 47gr,45 par litre.

Signification de la présence du sucre dans l'urine. — La glycosurie, c'est-à-dire la présence de sucre dans l'urine, est un des symptômes du *seul diabète sucré*, mais ne suffit pas à la constituer.

Nous disons du seul diabète sucré : étymologiquement, en effet, le terme diabète ne préjuge rien sur la nature de la substance qui passe dans l'urine : glucose avec le diabète sucré ou autres éléments avec les diabètes insipides (phosphates dans le diabète phosphaturique, corps azotés dans le diabète azoturique).

Pour qu'il y ait diabète sucré, la convention exige la coexistence continue d'au moins trois autres symptômes dominants, accompagnant la glycosurie : une soif excessive impérieuse et constante (polydipsie) ; un besoin permanent d'uriner, de nuit comme de jour (polyurie) ; une faim insatiable (polyphagie). Il faut ajouter un amaigrissement rapide dans certaines formes graves.

Au point de vue chimique, les urines des vrais diabètes ont aussi des caractères anormaux que ne réunissent pas celles des simples glycosuries ; ces dernières sont, en effet, la plupart du temps, normales comme densité, contiennent peu de sucre et *seulement le jour*, fermentent difficilement. et ne se signalent point par un volume exagéré. Même, dans la forme qui pourrait le plus prêter à confusion, l'azoturie glycosurique, la polyurie est peu marquée et, si la densité est élevée, grâce à d'assez fortes proportions de sucre et de produits azotés, leur fermentation est insignifiante.

Au contraire, dans le diabète sucré une augmentation de volume est de rigueur. Les quantités de sucre sont élevées et *permanentes*, ne disparaissant pas la nuit, et la fermentation se produit avec la plus grande facilité, favorisée sans doute par l'exagération fréquente des sels ammoniacaux.

Tous ces caractères seront du reste mieux étudiés avec les types d'urine correspondant aux diverses maladies (p. 119 et suivantes).

Malgré ces différences, hâtons-nous cependant de reconnaître qu'il n'existe qu'une question de degrés entre les glycosuries passagères et le diabète sucré, celui-ci pouvant devenir le couronnement de celles-là dont il serait la forme grave (comportant d'ailleurs d'énormes fluctuations dans le taux du sucre et parfois même des éclipses de cet élément).

Aussi ne garderons-nous pas la division habituelle en glycosuries passagères et glycosuries permanentes, nous préférons classer en : glycosuries diabétiques, glycosuries non diabétiques, les premières s'accompagnant des symptômes et déchéances du diabète, les secondes suivies d'un moins redoutable cortège.

Ce n'est pas, en tout cas, dans la pathogénie des glycosuries que nous trouverions les éléments d'une meilleure classification.

En effet, aucune des théories explicatives n'est encore indiscutée : sans doute parce que l'unité de cause n'existe pas en l'espèce, que nombreux et complexes sont les facteurs déterminants comme les manifestations pathologiques qui en découlent.

De ces théories rivales (qu'éclectiques et orthodoxes à la fois, nous allons essayer de concilier) retenons seulement les principales probabilités ou vraisemblances.

Le foie emprunte aux aliments hydrocarbonés et albuminoïdes de quoi former du glycogène transformé sur place en glucose par une diastase. Puis ce sucre passe dans le sang et de là dans les tissus qui l'assimilent, non sans avoir de nouveau transformé en albumoïdes, graisses et glycogène, deuxième transformation connue sous le nom de glycolyse.

N'était la méfiance que doivent inspirer certaines comparaisons trop simplistes, nous dirions qu'ici, comme en économie politique, la production peut n'être pas en harmonie avec les besoins de la consommation ; il arrive que les tissus ne peuvent utiliser tout le sucre produit par le foie, soit que celui-ci fabrique réellement trop, soit que la capacité d'utilisation de la part des premiers se trouve diminuée pour une raison quelconque. Entre parenthèses, le pancréas paraît jouer un rôle très important comme régulateur des équilibres. Quoi qu'il en soit, si les tissus sont saturés, le sucre, sans emploi, s'accumule dans le sang, constituant *l'hyperglycémie*, par opposition à la *glycémie normale* qui, elle, résulte d'une bonne harmonie entre l'apport et la dépense de glucose.

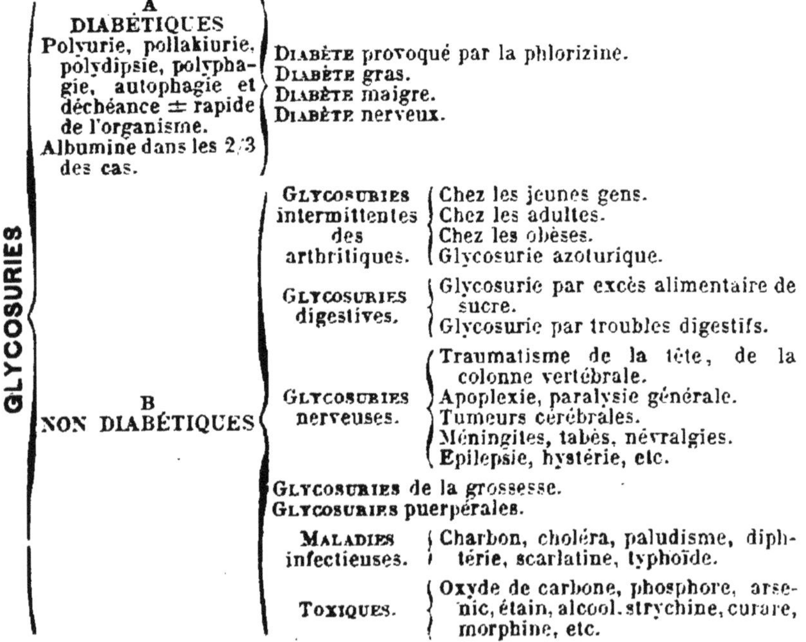
GLYCOSURIES

A
DIABÉTIQUES
Polyurie, pollakiurie, polydipsie, polyphagie, autophagie et déchéance ± rapide de l'organisme.
Albumine dans les 2/3 des cas.
- Diabète provoqué par la phlorizine.
- Diabète gras.
- Diabète maigre.
- Diabète nerveux.

B
NON DIABÉTIQUES
- Glycosuries intermittentes des arthritiques.
  - Chez les jeunes gens.
  - Chez les adultes.
  - Chez les obèses.
  - Glycosurie azoturique.
- Glycosuries digestives.
  - Glycosurie par excès alimentaire de sucre.
  - Glycosurie par troubles digestifs.
- Glycosuries nerveuses.
  - Traumatisme de la tête, de la colonne vertébrale.
  - Apoplexie, paralysie générale.
  - Tumeurs cérébrales.
  - Méningites, tabès, névralgies.
  - Epilepsie, hystérie, etc.
- Glycosuries de la grossesse.
- Glycosuries puerpérales.
- Maladies infectieuses.
  - Charbon, choléra, paludisme, diphtérie, scarlatine, typhoïde.
- Toxiques.
  - Oxyde de carbone, phosphore, arsenic, étain, alcool, strychine, curare, morphine, etc.

Ajoutons que certains organismes se manifestent excellents clients du foie, trouvant le moyen de placer et d'utiliser des quantités de sucre même exagérées que celui-ci leur fait distribuer. C'est ce que M. Bouchardt a exprimé en disant qu'il y a chez tout individu normal, outre la consommation habituelle, une consommation excédante possible, cette dernière naturellement réduite chez les candidats à la glycosurie.

Ces quelques lueurs théoriques nous aideront peut-être à mieux commenter plus loin le tableau d'ensemble que nous donnons plus haut.

Diabète provoqué. — A la dose de 2 grammes par jour durant quelques jours, la phlorizine, glucoside de la phlorétine, fait apparaître des quantités notables de sucre dans l'urine avec de l'azoturie, soif exagérée et besoin fréquent d'uriner. Il s'agit donc bien de manifestations diabétiques. Toutefois le mécanisme d'action de ce produit est trop controversé pour nous arrêter.

Diabète gras. — Laissant longtemps les apparences d'une bonne santé aux gros mangeurs de souche arthritique qui en sont de préférence affectés. La glycosurie est parfois très abondante, mais si la vie est sensiblement écourtée, le danger du moins est rarement immédiat. Un bon régime, si par miracle il est suivi, peut même faire disparaître le sucre.

Diabète maigre. — Plus rare, moins cantonné dans les classes aisées (c'est le diabète des pauvres), il se manifeste surtout chez des sujets jeunes. Il provoque un amaigrissement et une déchéance rapides. La polyurie et la glycosurie sont extrêmes, celle-ci dépassant parfois 1 kilogramme par jour avec des 10 et 20 litres d'urine.

Diabètes nerveux. — Ce sont des glycosuries nerveuses,

mais plus graves et dans leurs causes et dans leurs manifestations, qui s'accompagnent des symptômes du diabète; par exemple, le ramollissement cérébral donnera plutôt du diabète nerveux vrai ; les tumeurs cérébrales, d'après leur localisation et leur volume, aboutiront à de simples glycosuries ou à du diabète vrai; il en est de même des traumatismes de la tête ou de la colonne vertébrale. Remarquons que dans ces divers cas le diabète s'établit souvent d'emblée et n'est pas toujours le résultat d'une évolution de la glycosurie.

Glycosuries. — *Glycosuries intermittentes des arthritiques.* — Il y a souvent alternance des manifestations goutteuses et de l'apparition du sucre, celui-ci accompagné ou non d'albumine.

a) Glycosuries arthritiques des jeunes sujets. — Ne pas confondre avec le diabète vrai des jeunes arthritiques, excessivement grave, pardonnant rarement.

Les simples glycosuries chez ces mêmes adolescents sont au contraire de courte durée, de caractère bénin, déclanchées par de l'érysipèle, des fièvres éruptives ou des bronchites de type asthmatique fréquentes avec de tels sujets. Les poussées de furonculose ou d'eczéma coïncident aussi assez souvent avec ce genre de glycosuries.

b) Glycosuries goutteuses des adultes. — Le sucre n'est pas rare dans les diverses manifestations de l'arthritisme, moins fréquent toutefois qu'une acidité urinaire presque typique. Les quantités de sucre sont peu élevées (1 gramme à 2g,50 par litre), ne se rencontrant même que dans les urines de la matinée, presque jamais dans celles de la nuit. Toutefois le moindre écart de régime entraîne souvent une glycosurie de deux à dix jours avec présence constante du sucre à toute heure du jour ou de la nuit; la glycosurie alimentaire s'est alors greffée sur cet état, tangent à l'hyperglycémie. Mais, si peu de chose déclanche la glycosurie, elle disparaît en revanche assez vite avec un traitement antiarthritique et un régime approprié; avec elle s'en vont les troubles généraux qui l'escortaient, tels que perversions de la vue, fatigue générale, paresse intellectuelle, etc.

Il est particulièrement prudent de ne pas appeler les récidives qui apportent chaque fois un peu plus de sucre et préparent le lit du diabète vrai.

Glycosuries des obèses. — Généralement sérieuses chez les adolescents affligés d'obésité, car elles peuvent se muer vite en diabète de marche rapide, elles sont moins inquiétantes chez les adultes.

Ce genre de glycosurie est très fréquent chez les jeunes obèses et chez les femmes, pendant ou après la ménopause, alternant avec les manifestations de la goutte articulaire.

La glycosurie est faible (8 à 10 grammes). Pas de polyurie ni augmentation de densité; le sucre s'en va, revient avec la plus grande facilité, pouvant d'ailleurs en fin de compte accompagner un diabète maigre d'évolution rapide.

La pseudo-angine de poitrine d'origine toxique serait due, d'après Duckwort, à ce genre de glycosurie des obèses.

Glycosurie azoturique. — Tout arthritique a une tendance à devenir azoturique ; quand la tendance s'exagère, il élimine 50, 60, 80 grammes d'urée en vingt-quatre heures. Dans nombre de cas s'établit quelque temps après une glycosurie de 8 à 10, mais qu'on a vu s'élever jusqu'à 80 et 100. Comme il y a polyurie légère, exagération de la soif, augmentation d'appétit et un peu d'amaigrissement, la confusion serait possible avec le diabète pour qui n'a pas suivi les urines depuis longtemps ; avec une atténuation des symptômes, la distinction réside surtout dans le fait qu'en cas de diabète sucré, le sucre précède l'azoturie ; c'est le contraire ici, l'exagération d'azote apparaissant la première, liée à une convalescence, au surmenage, aux chagrins, etc.

Glycosuries digestives. — *Glycosurie alimentaire provoquée par une ingestion exagérée de sucre ou de féculents.* — Le fait qu'à l'état normal, chez les bien portants, l'urine contient des traces de sucre (0,25 à 0,50 par litre) constitue la glycosurie dite physiologique, reflet, nous l'avons dit, de la glycémie normale.

Cette faible quantité de glucose ne peut guère être décélée avec les réactifs coutumiers, mais elle augmente aisément et devient parfois perceptible sans cause pathologique ; c'est ainsi qu'un sujet sain, absorbant 100 grammes de sucre par jour ou beaucoup de féculents, présentera une légère glycosurie passagère liée à ce genre d'alimentation. De même, l'ingestion de vins sucrés, de bière, de cidre, un régime lacté exclusif font apparaître du sucre, peut-être parce que celui-ci s'élimine vite sous l'action de ces diurétiques.

Il y a sans doute parallélisme entre le large usage moderne du sucre devenu denrée commune, d'objet de luxe qu'il était jadis, et l'accroissement des cas de diabète depuis trente ans dans tous les pays.

Une expérience classique est celle dite de la glycosurie alimentaire, qui consiste à faire ingérer 150 grammes de glucose dilué dans l'eau et à rechercher ensuite le sucre dans l'urine ; malgré les grosses causes d'erreur qu'elle comporte, telle que la lenteur d'absorption de l'intestin ou un mauvais état du rein, elle peut tout de même laisser entrevoir le degré d'élasticité de ce que nous avons appelé avec Bouchardat la consommation excédante possible.

Glycosuries par troubles digestifs. — Souvent le sucre apparaît au cours des dyspepsies gastro-intestinales qui entraînent une congestion hépatique toujours prompte avec le foie particulièrement élastique des dyspeptiques. Tout aliment indigeste ou mal digéré peut donner lieu à une glycosurie éphémère s'en allant avec la décongestion du foie. Mais parfois aussi, celle-ci ne se produisant pas, le sucre reste, accompagné fréquemment d'albumine de même provenance.

Rappelons qu'il existe un coma dyspeptique rare, mais analogue en tout comme symptômes et gravité au coma diabétique dont certains auteurs ne veulent d'ailleurs le distinguer en rien non plus (même odeur de l'haleine, mêmes réactions des urines).

Glycosuries nerveuses. — Il est démontré que celles-ci reconnaissent pour cause une surproduction de sucre attribuable aux actions pathologiques variées subies par les centres cérébraux ou les nerfs intermédiaires en relation avec le foie.

Ces glycosuries peuvent se rencontrer avec les traumatismes de la tête ou de la colonne vertébrale, l'apoplexie, l'hémorragie cérébrale, la paralysie générale, des tumeurs du cerveau, les méningites, le tabès, l'acromégalie et certaines névralgies.

Le sucre, qui n'apparaît quelquefois pas en même temps que la lésion dont il est le résultat, se montre généralement en faible quantité, s'accompagnant de polyurie légère.

Mais, redisons-le, si la cause première a été puissante (fort traumatisme, tumeur considérable, ramollissement cérébral), c'est un diabète qui succède à la glycosurie ou fait son apparition d'emblée sans aucune avant-garde.

On peut aussi trouver du sucre avec les névroses : épilepsie, hystérie, chorée, et les psychoses surtout de forme triste.

En particulier, dans l'hystérie, le volume des urines est parfois très augmenté avec décoloration presque complète et, n'étaient la densité des urines et la teneur en sucre, faibles toutes deux, la confusion serait facile avec des urines diabétiques.

Il faut se rappeler cette particularité.

Glycosuries de la grossesse. — S'il est rare dans une première grossesse, le sucre se rencontre une fois sur deux dans les suivantes et quelquefois dès le premier mois, pouvant constituer presque un élément de diagnostic.

Nous verrons dans la suite (p. 98) que l'acétonurie peut accompagner le sucre ou alterner avec lui.

Généralement les quantités trouvées sont faibles, dépassant exceptionnellement 2 grammes par litre. A la fin de la grossesse, lactose et glucose se trouvent ordinairement mélangées.

Glycosuries puerpérales. — Le sucre apparaît dans maintes urines après l'accouchement et s'y maintient d'habitude une dizaine de jours malgré qu'on l'ait vu persister quinze mois. Le sevrage le fait en tout cas s'éclipser.

Le sucre trouvé est plutôt un mélange de glucose et de lactose à la dose moyenne de 1g,50 par litre, augmentant quand se produit un obstacle à l'allaitement (maladie de l'enfant, crevasse ou abcès du sein). Certains auteurs croient la glycosurie en rapport direct avec l'abondance du lait et recommandent d'apprécier la valeur des nourrices d'après le taux du sucre. Au demeurant, quelques faits de comparaison semblent leur donner raison par la rapide supériorité de poids qu'acquièrent, relativement aux autres, les nouveau-nés avantagés d'une nourrice glycosurique. Bien entendu, un diabète vrai serait loin de laisser les mêmes qualités à cette dernière.

Rappelons que, comme la glucose, la lactose donne avec l'acide orthonitrophénylpropionique une coloration bleue et qu'elle réduit la liqueur de Fehling.

Glycosuries des maladies infectieuses. — Le charbon, le choléra, le paludisme, la diphtérie, la scarlatine, la typhoïde, évoluant même en dehors d'un terrain arthritique, font parfois apparaître passagèrement le sucre dans l'urine.

Glycosuries dues aux toxiques. — L'oxyde de carbone, le phosphore, l'arsenic, l'étain, l'alcool, la strychnine, le curare, la morphine, l'adrénaline, le chloroforme, le nitrite d'amyle, la nitro-benzine, les acides peuvent aussi entraîner des glycosuries, sans doute de par leur action excitante sur le foie.

Nous avons cru devoir signaler ces faits peut-être avec une trop longue insistance, mais aussi avec l'espoir que leur constatation pourrait, dans les cas difficiles, faire penser et remonter à la cause qui les a provoqués.

ACÉTONURIE

SOMMAIRE. — Le mot *acétonurie* n'implique pas la présence de la seule acétone, mais aussi de deux acides organiques coexistants. Cas où l'acétonurie exige une extrême vigilance. Recherche de l'acétonurie. Diverses significations de sa présence.

Le terme *acétonurie* ne doit pas faire songer qu'à la seule présence d'acétone dans l'urine, mais aussi, par surcroît, à celles de deux acides organiques : l'acide acétylacétique ou diacétique et l'acide β-oxybutyrique.

Ces trois corps, résultant probablement de désintégrations successives de l'albumine, ne sont pas en réalité des toxiques.

Mais, du moins chez les diabétiques, leur présence dans l'urine est un signe des plus sérieux quand il s'accompagne d'une diminution de l'appétit, même sans autres symptômes (gêne respiratoire, vertiges, céphalées, somnolence, idées de suicide) : on est toujours en droit de redouter un coma imminent, et c'est le moment de donner le plus de bicarbonate de soude possible à titre préventif (10, 20, 30 et même 50 grammes par l'estomac, en lavements ou injections jusqu'à alcalinité de l'urine très difficile à obtenir).

L'haleine des malades acétonuriques a une odeur caractéristique qui rappelle celle du chloroforme ; l'élimination se fait en effet de préférence par la voie pulmonaire, l'urine prenant seulement, avec leur parfum, les excès que celle-ci, débordée, n'a pu laisser passer.

Recherche chimique de l'acétonurie. — Voici les deux moyens simples et sûrs que nous recommandons pour la recherche de l'acétonurie dans les urines, diabétiques ou non :

1° Introduire 15 centimètres cubes d'urine dans un tube, ajouter XX gouttes de réactif d'Imbert, mélanger, attendre s'il y a lieu que l'effervescence se soit calmée, faire glisser avec précaution XX gouttes d'ammoniaque à la partie supérieure du liquide où apparaîtra, en cas d'acétonurie, un anneau violet d'autant plus coloré et épais que l'acétonurie sera plus intense.

2° *Réaction de Gerhardt* [1]. — Introduire dans un tube

(1) Avec le perchlorure de fer, il faut se méfier de l'antipyrine ou des produits salicylés dont le malade aurait pu faire usage. La coloration serait en effet la même.

Pour écarter cette cause d'erreur, faire bouillir une portion d'urine

4 centimètres cubes d'urine, 12 centimètres cubes d'eau, agiter, laisser tomber goutte à goutte une solution de perchlorure de fer officinal au 1/10. En cas d'acétonurie, les acides diacétique et β-oxybutyrique donnent un précipité noir violacé. Dans l'urine ordinaire au contraire, le précipité est blanc et l'urine légèrement colorée en jaune.

Ces deux épreuves méritent de fixer notre attention, car elles permettent les constatations ci-dessous :

1° La présence constante d'acétonurie dans le diabète sucré avant, pendant et après la disparition du sucre (il faut donc perte d'appétit pour s'alarmer) ;

2° La coexistence des deux réactions chez les diabétiques comateux ;

3° La présence d'une légère acétonurie, s'en allant par le repos au lit, chez les femmes enceintes ayant une présentation par le siège.

En dehors de ces cas, on peut rencontrer l'acétonurie avec ou sans glucose, dans les gastro-entérites, l'inanition, les cachexies, intoxications et différentes fièvres.

Résumons-nous :

ACÉTONURIE
- Diabète : Devient un symptôme sérieux quand elle s'accompagne d'une baisse brusque de l'appétit et, *a fortiori*, d'autres symptômes.
- Grossesse, avec présentation par le siège.
- Gastro-entérites, surtout infantiles.
- Inanition, cachexies, intoxications et fièvres.

cinq minutes ; l'acide diacétique volatil sera chassé et, si la réaction se produit de nouveau après refroidissement, c'est qu'elle ne lui était pas attribuable.

PIGMENTS ET ACIDES BILIAIRES

SOMMAIRE. — Aspect des urines ictériques. Causes d'erreur dues aux médicaments ou aux urines hémaphéiques. Recherche des pigments biliaires. Recherche des acides biliaires. Signification de la bile dans les urines.

Quand un obstacle quelconque s'oppose à ce que la bile se déverse dans l'intestin, elle s'accumule dans le foie, passe dans le sang et ensuite dans l'urine. Ce phénomène constitue la *cholurie*.

L'urine normale ne contient pas de bile et, quand cet élément s'y présente, il communique au liquide une couleur jaune caractéristique comme la mousse qui le couronne. L'urine ictérique ou bilieuse tache en jaune le linge et le papier-filtre.

Cet aspect peut donner lieu toutefois à de nombreuses causes d'erreur. Parmi les médicaments, la gomme-gutte (pilules d'Anderson), les carottes, la rhubarbe, le séné, le semen-contra, la santonine, déjà signalés à propos de la recherche du sang, communiquent à l'urine une coloration plus ou moins jaune ; mais, avec les quatre derniers médicaments, l'addition de soude fait passer l'urine au rouge foncé, couleur qui persiste plus de vingt-quatre heures avec la rhubarbe et le séné si elle est plus fugace avec la santonine.

Il faut aussi rappeler les urines hémaphéiques qui se rencontrent précisément dans certaines affections du foie (cirrhose, carcinome, saturnisme chronique). Les urines ont une couleur jaune; mais leur mousse est blanche et elles tachent le linge en saumon ou melon. Ce sont des urines généralement riches en urobiline qu'il nous faudra apprendre à mieux caractériser (p. 102).

Pour reconnaître les pigments biliaires, nous indiquerons trois procédés particulièrement sûrs et d'une exécution facile.

1° *Épreuve à l'acide azotique ou réaction de Gmelin.* — Nous l'avons déjà rencontrée page 34. Prendre 5 centimètres cubes d'acide azotique le plus concentré possible, les introduire dans un verre à expériences et verser au-dessus avec précaution 10 centimètres cubes d'urine.

A la surface de séparation se formera une série d'anneaux : jaune dans l'urine, vert émeraude sur la ligne de contact, puis en dessous dans l'acide bleu, violet, rouge, jaune. C'est la teinte verte qui prédomine.

Dans les cas douteux, filtrer l'urine primitive et laisser tomber au centre du filtre étalé une goutte d'acide le plus concentré possible (monohydraté) qui donnera naissance à une série de zones caractéristiques;

2° La teinture d'iode diluée au 1/10 ou la solution N/10 d'iode sont non moins sûres.

A moins que la densité de l'urine ne soit relativement élevée, y faire fondre un morceau de sucre pour que, légère, la teinture puisse surnager. Laisser ensuite tomber quelques gouttes de cette dernière. Un anneau vert d'herbe se formera à la surface de séparation, apparaissant avec une rapidité variable, parfois au bout de quelques minutes seulement;

3° Comme moyen de contrôle, agiter doucement l'urine avec un peu d'alcool amylique qui, décanté, donnera au contact de l'acide azotique des anneaux d'une parfaite pureté de coloration.

Enfin, ajoutons que l'urine agitée avec du chloroforme le colore en jaune.

Recherche des acides biliaires. — Pour la recherche des acides biliaires, si elle nous paraît utile, nous pourrons utiliser les deux réactions classiques de Pettenkofer et de

Hay, qui peuvent d'ailleurs faire défaut même quand la recherche des pigments a été positive.

Réaction de Pettenkofer. — Dans une capsule ou un verre de montre, placer une faible quantité d'urine, plus quelques gouttes de sirop simple; agiter; ajouter 3-4 centimètres cubes d'acide sulfurique pur et agiter légèrement, au besoin chauffer un peu au bain-marie; avec les acides biliaires on obtient une coloration rouge qui passe au violet pourpre.

Réaction de Hay dite aussi de Haycraft. — Introduire dans un tube 7 à 8 centimètres cubes d'urine fraîche ou conservée à l'oxycyanure de mercure. Faire tomber doucement un peu de fleur de soufre à la surface en se gardant d'agiter. Si, avant cinq minutes, le soufre est tombé au fond, il y a de grandes chances que les acides biliaires soient présents.

Mais cette réaction prouve surtout que la tension superficielle de l'urine est abaissée, ce qui peut être aussi bien le fait d'autres causes. Nous la retiendrons tout de même d'abord à cause de son grand caractère de probabilité, ensuite parce qu'elle pourra nous renseigner sur la tension superficielle de l'urine liée à sa toxicité (voir fièvre typhoïde, p. 122).

Le tableau ci-dessous présente un résumé des cas où la bile peut faire son apparition dans l'urine.

BILE

- Au point de vue apparences, se méfier des urines hémaphéiques et des colorations dues aux médicaments (gomme-gutte, rhubarbe, séné, semen-contra, santonine).
- Calculs ou bouchons muqueux des voies biliaires et surtout du canal cholédoque. — Lithiase biliaire et ictère catharral.
- Compression du foie:
  - Cancers de la tête du pancréas.
  - Kystes hydatiques.
  - Tumeurs du rein, du côlon.
  - Anévrismes.
  - Hypertrophie des ganglions lymphatiques.
- Congestion du foie:
  - Cirrhoses atrophiques et hypertrophiques.
  - Ictères divers.
- Attaques de goutte (indice d'une lésion du foie).
- Maladies de peau par insuffisance hépatique.
- Eczéma, psoriasis.
- Diabète sucré (traces fréquentes).
- Empoisonnements (phosphore, arsenic).

EXCÈS D'UROBILINE

SOMMAIRE. — Aucun aspect extérieur ne distingue parfois les urines à urobiline, car elles ne sont pas forcément colorées. Recherche de l'urobiline. Sa signification.

Comme nous allons le voir, un excès d'urobiline a souvent même signification que la présence des pigments biliaires.

Les urines à urobiline ne sont pas forcément très colorées ni hémaphéiques. C'est qu'en effet le chromogène incolore de l'urobiline peut exister dans l'urine en abondance et ne se révéler que plus tard par oxydation à l'air et à la lumière.

Pour la recherche de l'urobiline ou de son chromogène, voici des procédés pratiques très suffisants :

Rappelons en premier lieu que l'épreuve par l'acide azotique (p. 34) nous aura déjà renseignés grâce à l'anneau vieil acajou que donne un excès anormal de pigment.

1° Mélanger dans un verre 20 centimètres cubes d'urine, 4 grammes d'acétate ou de valérianate de zinc, 20 centimètres cubes d'alcool à 95°, agiter, filtrer au bout de quelques minutes. Le filtrat présente une fluorescence verte par réflexion sur fond noir. Pour avoir le chromogène, il suffit d'ajouter au liquide filtré V gouttes de liquide de Gram.

2° Prendre 15 centimètres cubes d'urine, ajouter 10 centimètres cubes de sulfate mercurique acide (voir p. 153), agiter, et après cinq minutes de repos filtrer au-dessus d'un entonnoir à boule. Agiter le filtrat avec 5 centimètres cubes de chloroforme, décanter ce dernier dans un tube et l'additionner goutte à goutte d'une solution au 1/1000 d'acétate de zinc dans l'alcool à 95° légèrement acétique. Le mélange, trouble d'abord, s'éclaircit brusquement à mesure que tombent les gouttes jusqu'à apparition d'une fluorescence verte caractéristique (Grimbert).

3° Le réactif de Florence (p. 151) est aussi assez pratique en ce sens qu'il permet de déceler à la fois l'urobiline, son chromogène et le sang.

Introduire dans un tube à essai 2 à 3 centimètres cubes d'urine, le double de réactif, agiter sans émulsionner. Après repos, la couche inférieure est incolore en l'absence de pigments ; elle prend une magnifique fluorescence verte avec l'urobiline, verte simplement, mais bientôt fluorescente, avec le chromogène et passant au rose ou au rouge cerise si l'urine contenait en outre du sang.

UROBILINE

Des excès permanents sont d'un fâcheux pronostic, prouvant une insuffisance du grand épurateur qu'est le foie.

- Maladies fébriles et surtout rhumatisme aigu.
- Attaque de goutte.
- Résorption d'une extravasion sanguine (hématocèle, grossesse).
- Urines cardio-rénales (avec pigments biliaires associés).
- Urines gastro-entériques.
- Diabète sucré : souvent.
- Intoxications diverses.
- Lésions graves du foie, alors permanentes avec, le plus souvent, pigments biliaires.
  - Ictères graves.
  - Cirrhoses graves.
  - Tuberculose.
  - Cancer.
  - Fortes contusions du foie.

INDICAN

Sommaire. — Il vaudrait mieux appeler l'indican indoxyle. Sa présence ne se traduit pas toujours par une coloration de l'urine, car c'est souvent son chromogène incolore qui y passe et qu'il faut révéler. Recherche de l'indoxyle. Sa signification.

L'indican, ou mieux indoxyle urinaire, est en réalité un mélange d'indoxylsulfate et d'indoxylgluronate de potasse, corps différents de l'indican des plantes à indigo, mais comme lui susceptibles de donner de l'indigotine.

L'indoxylsulfate de potasse est un chromogène phénolique incolore, mais qui peut s'oxyder dans l'urine pour la colorer en bleu. Dans la majorité des cas, il faut le révéler, et voici le système que nous préférons en l'espèce, comme le plus sensible et le plus sûr.

Dans un tube à essai, introduire 2cm³,5 d'acide chlorhydrique et VI gouttes de solution de perchlorure de fer au 1/10, la même qui nous a servi pour la recherche de l'acétonurie. Ajouter 5 centimètres cubes d'urine (déféquée au besoin), agiter un instant, puis ajouter du chloroforme en retournant le tube une dizaine de fois sur lui-même sans émulsionner. Le chloroforme se dépose coloré en bleu violacé.

Parfois, surtout dans la scarlatine, les affections du poumon, l'érysipèle, le chloroforme reste gris ardoise, et il faut alors ajouter un peu de potasse pour le bleuir.

Si l'urine contenait des iodures, le chloroforme prendrait aussi une coloration violette dissipée par une trace d'hyposulfite.

INDOXYLE OU INDICAN

- FIÈVRES, surtout typhoïde. En proportion avec l'intensité des troubles digestifs ou des lésions intestinales.
- ATTAQUE DE GOUTTE.
- AFFECTIONS DU FOIE : assez souvent très abondant par suite de l'augmentation des putréfactions intestinales et moindre destruction des phénols dans le foie.
- GASTRO-ENTÉRITES : assez souvent augmenté surtout, en cas d'ulcérations intestinales.
- DIABÈTE : souvent.
- HYPOCHLORHYDRIE : toujours d'après M. le professeur Carles, de Bordeaux ; pour lui, l'indicanurie fait régulièrement défaut chez les hyperchlorhydriques et atteint au contraire son maximum avec un minimum de la sécrétion stomacale. L'acidité du tube digestif serait en effet particulièrement défavorable aux fermentations. L'appréciation du taux de l'indican et, mieux, son dosage colorimétrique par comparaison avec des solutions sulfurisées d'indigotine, pourrait dispenser de recourir à l'analyse du suc gastrique. L'acidité de l'urine, en raison inverse de celle du suc gastrique, nous fournira encore, dans ce cas, une précieuse indication complémentaire.

CHAPITRE V

EXAMEN MICROSCOPIQUE DES URINES

Nous n'insisterons pas ici sur l'examen microscopique, puisque la plupart des traités le donnent en détail et avec figures.

Indiquons seulement la signification des éléments histologiques ou minéraux qui pourraient se rencontrer dans le champ du microscope.

Rappelons au point de vue pratique qu'il faut examiner avec un faible grossissement d'abord (objectif 2 ou 3 diamètres), puis à un fort (6 ou 7 ou 1/12 à immersion).

Enfin il est utile de signaler qu'à défaut de bleu de méthylène les préparations urinaires peuvent se colorer au moyen d'une gouttelette d'encre de Chine ou de bleu de Prusse, les cylindres, les cylindroïdes et les filaments de mucus apparaissant en ce cas incolores sur le fond gris ou bleu de la préparation.

ÉLÉMENTS MINÉRAUX

- Acide urique : à signaler que, d'après Méhu, il prend chez les calculeux des formes spéciales de clous, de massues. Dans les urines non seulement très chargées d'acide urique, mais auxquelles sont venues s'ajouter des hématies et des leucocytes, les massues se hérissent même de pointes stalactiformes. Il faut alors se méfier d'un calcul ± gros dans le rein et de coliques néphrétiques prochaines.
- Carbonate de chaux en haltères. Dans les urines alcalines.
- Oxalate de calcium en enveloppes, losanges ou haltères. Compagnon habituel de l'acide urique ou des urates ; sa présence excessive répétée doit faire craindre la formation de calculs müraux dans les reins ou la vessie.
- Phosphate ammoniaco-magnésien en couvercle de cercueil : dans les urines fraîches s'accompagne généralement de pus et d'une grande desquamation de la vessie ; un excès peut aboutir à la formation de calculs vésicaux phosphatiques.
- Urate acide d'ammoniaque en pommes de pin : urines émises ou devenues alcalines ammoniacales.
- Urate acide de soude en grains amorphes irréguliers : ne prouvant rien s'ils ne sont pas en excès.

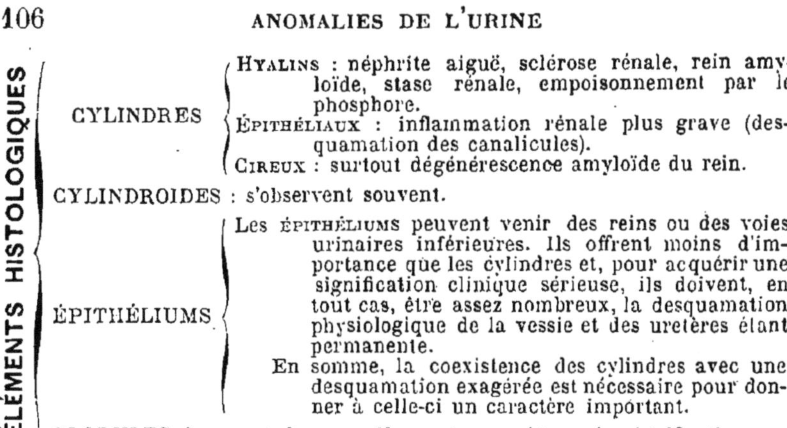

ÉLÉMENTS HISTOLOGIQUES	CYLINDRES	HYALINS : néphrite aiguë, sclérose rénale, rein amyloïde, stase rénale, empoisonnement par le phosphore.
		ÉPITHÉLIAUX : inflammation rénale plus grave (desquamation des canalicules).
		CIREUX : surtout dégénérescence amyloïde du rein.
	CYLINDROIDES	s'observent souvent.
	ÉPITHÉLIUMS	Les ÉPITHÉLIUMS peuvent venir des reins ou des voies urinaires inférieures. Ils offrent moins d'importance que les cylindres et, pour acquérir une signification clinique sérieuse, ils doivent, en tout cas, être assez nombreux, la desquamation physiologique de la vessie et des uretères étant permanente. En somme, la coexistence des cylindres avec une desquamation exagérée est nécessaire pour donner à celle-ci un caractère important.
	GLOBULES	de pus et de sang. Nous en connaissons la signification.

RAPPORTS UROLOGIQUES CENTÉSIMAUX

Pour faciliter l'intelligence de certains résultats, il nous faut dire un mot de la façon dont sont calculés les rapports urologiques.

1° **Rapport azoturique.** — A titre d'exemple, apprenons d'abord à calculer l'un d'eux : le rapport azoturique ou coefficient d'utilisation azotée, c'est-à-dire, rapporté à 100 grammes, le quotient d'une division qui aurait pour dividende le poids de l'azote de l'urée et pour diviseur le poids de l'azote total.

Le poids de l'azote de l'urée s'obtient en divisant par 2,14 le poids de l'urée.

Ex. : Ceci étant, soit une urine contenant 17g,2 d'urée par litre $= \frac{17,2}{2,14} = 8$ grammes d'azote d'urée par litre. Supposons d'autre part que le poids de l'azote total égale 9g,41 par litre.

Nous raisonnons comme ceci : pour 941 d'azote total,

nous avons 800 d'azote uréique ; pour 1, 941 fois moins, et pour 100, 100 fois plus :

$$\frac{800 \times 100}{941} = 85\ 0/0.$$

Ce rapport, à l'état normal, doit être de 86 à 90 0/0.

De nombreuses causes d'erreur peuvent l'entacher, puisqu'il nécessite avant tout un dosage précis de l'urée et de l'azote total.

Il est d'ailleurs très influencé par l'alimentation, baissant jusqu'à 78 avec un régime végétarien. Aussi, ne prouve-t-il pas grand'chose. Néanmoins, il est naturel qu'il diminue dans les affections du foie et les maladies où le numérateur urée baisse, alors que les autres éléments azotés augment à son détriment.

2° **Rapport urée-extrait.** $= \frac{\text{Urée} \times 100}{\text{Extrait}} = 45$ à 50 dans urines normales. Difficile à dégager à cause des nombreuses causes d'erreur dans le dosage de l'extrait, il a à peu près même signification que le rapport azoturique.

3° Rapport $\frac{\text{Acide urique} \times 100}{\text{Urée}} = 2,5$ à l'état normal.

Il a eu à peu près même signification que les deux premiers tant qu'on a cru que l'acide urique résultait des albuminoïdes.

Aujourd'hui, il faut se borner à constater :

a) Qu'il augmente à l'état de santé avec une alimentation riche en nucléines ou purines (foie, ris de veau, viandes rouges ou blanches, poissons, bouillon, fèves, pois, lentilles, haricots);

b) Dans la grossesse, il est généralement de 3,3 et même 5;

c) Il est plus faible chez l'enfant que chez l'adulte : 1,78 à 2,22.

A l'état pathologique, il augmente dans trois cas : abondante destruction cellulaire (leucocythémie, résorption des exsudats de la pneumonie) ; insuffi sance du foie ; rétention d'acide urique chez les goutteux.

4° **Coefficient de toxicité de Robin** ou rapport $\frac{\text{Azote extrait} \times 100}{\text{Azote total}} = 13 \text{ à } 16.$

L'Azote de l'Extrait = Azote total
— (Azote de l'urée + Azote de l'acide urique)

ou

$$\text{Azote total} - \left(\text{Urée} \times 0{,}466 + \frac{\text{Acide urique}}{3}\right).$$

5° **Coefficient de déminéralisation de Robin** ou $\frac{\text{Cendres} \times 100}{\text{Extrait}} = 32$, les cendres égalant environ 1/3 du l'extrait sec.

Ce rapport de 32 0/0 indique que les matières minérales représentent environ 32 0/0 du total de l'extrait.

Ce rapport augmente dans : tuberculose, diabète jusqu'à 45 (sucre défalqué), cachexies cancéreuses.

Il vaudrait mieux déduire des cendres le chlorure de sodium.

$\frac{\text{Cendres} - \text{NaCl} \times 100}{\text{Extrait}} = 15$ = coefficient de déminéralisation des protoplasmas Robin.

6° $\frac{\text{Acide phosphorique} \times 100}{\text{Urée}} = 9 \text{ à } 10.$

7° $\frac{\text{Acide phosphorique} \times 100}{\text{Azote total}} = 18$ (Jülzer).

Quand ces deux derniers rapports (6° et 7°) augmentent

notoirement, il y a phosphaturie. Si le chiffre absolu de l'acide phosphorique n'est pas augmenté ou se trouve même au-dessous de la normale, c'est qu'il y a désassimilation exagérée des organes riches en phosphore.

GAZ DANS L'URINE

Il peut arriver qu'à la fin de chaque miction ou de seulement quelques-unes, des gaz s'échappent avec plus ou moins de bruit, mais sans douleur ; la présence d'une vingtaine de centimètres cubes de gaz par litre d'urine normale n'explique guère cette particularité, et il faut chercher ailleurs les causes d'ailleurs multiples et dont voici les principales :

1° Gaz introduits mécaniquement par la sonde ;

2° Gaz venant de l'intestin par une fistule : ils ont alors une odeur fétide, et l'urine peut même charrier des matières fécales et souvent du pus dû à l'irritation provoquée. Aucun danger sérieux au demeurant, sauf complications ;

3° Gaz inodores se développant spontanément dans les urines sucrées par fermentation de la glucose, cette dernière favorisée par des conditions favorables et surtout des sondages peu aseptiques, véhicules d'un champignon analogue à la levure de bière ;

4° Enfin certaines suppurations donnent lieu à un dégagement d'azote et d'oxygène.

URINES DES ENFANTS

Voici quelques notes qui pourront être particulièrement utiles dans la question encore fort mal étudiée de l'urologie infantile.

Urines du nourrisson. — *Volume.* — Chez le nourrisson bien portant, le volume des urines est fonction de la quantité de lait ingérée (68 centimètres cubes pour 100 centimètres cubes de lait).

Azote total et urée. — *a*) Nourrisson au sein, bien portant : 0,15 à 0,20 d'azote total par vingt-quatre heures et par kilogramme, soit environ 0,35 d'urée ;

b) Nourrisson alimenté au biberon avec du lait de vache : il élimine 2 à 3 fois plus d'urée et d'azote que le premier.

Acide phosphorique. — *a*) Nourrisson au sein : 0,015 à 0,02 d'acide phosphorique par kilogramme et par vingt-quatre heures ;

b) Nourrisson au biberon : 0,025 à 0,033 par kilogramme et par vingt-quatre heures.

Il faudrait rechercher soigneusement la phosphaturie des nourrissons, car sa connaissance permet de prévenir parfois des troubles nutritifs graves. Quelquefois elle n'est attribuable qu'à la faim, à la privation de nourriture.

Le plus souvent elle résulte d'un lait défectueux comme qualité ; en cas de troubles intestinaux, elle précède alors l'albuminurie, l'acétonurie et les autres symptômes. Une diète hydrique de vingt-quatre heures en a le plus souvent raison. Sinon, il faudrait changer, au moins momentanément, de nourrice ; si avec la nouvelle la phosphaturie disparaît, tout va bien, l'enfant reprendra vite du poids.

Mais le cas peut empirer sans qu'une diète, même de quarante-huit heures, puisse avoir raison de la phosphaturie qui reconnaît plutôt pour cause alors une destruction tissulaire toujours inquiétante.

Enfants bien portants de deux à dix ans. — *Volume.* — L'enfant urine relativement plus que l'adulte (31 centimètres cubes par kilogramme et par vingt-quatre heures).

Couleur. — Généralement plus pâle.

Odeur. — Généralement nulle.

Acidité. — Généralement plus accentuée.

Densité moyenne = 1.022, tendant à décroître après sept ans pour se rapprocher de la normale adulte 1.018 à 1.020. Notons qu'avec un régime lacté la densité est plus basse.

Azote total. — 0.30 par vingt-quatre heures et par kilogramme, au lieu de 0,24 à 0,28 chez l'adulte.

Urée. — De un à cinq ans : 0,73 par vingt-quatre heures et par kilogramme ; de cinq à onze ans : 0,63.

De un à cinq ans, l'enfant élimine 2 fois plus d'urée que l'adulte, et cette proportion diminue de cinq à onze.

Rapport $\frac{\text{Azote urée} \times 100}{\text{Azote total}}$ = 89 à 92 0/0, et c'est logique, la croissance exigeant une utilisation plus parfaite des albuminoïdes.

Acide urique. — Élimination supérieure à celle de l'adulte ; quinze mois à cinq ans : 0,00945 par vingt-quatre heures et par kilogramme ; cinq à onze ans : 0,010 par vingt-quatre heures et par kilogramme.

Rapport $\frac{\text{Acide urique} \times 100}{\text{Urée}}$ = 2,5 chez l'adulte ; enfants de un à cinq ans = 3 ; de cinq à dix ans = 2,8.

Acide phosphorique. — Enfants de un à cinq ans : 0,072 par vingt-quatre heures et par kilogramme ; de cinq à onze ans : 0,0572 par vingt-quatre heures et par kilogramme.

L'enfant élimine relativement plus de phosphates que l'adulte, et ce taux va décroissant avec l'âge.

Rapport $\frac{\text{Acide phosphorique} \times 100}{\text{Urée}}$: enfants de un à cinq ans = 10 ; enfants de cinq à dix ans = 9,8.

Chlorures. — A peu près les mêmes quantités que l'adulte.

Enfants de un à cinq ans : 0,35 par kilogramme et par

vingt-quatre heures; de cinq à onze ans: 0,355 par kilogramme et par vingt-quatre heures.

Éléments anormaux. — Ils peuvent faire leur apparition en tant que frappent les enfants les maladies des adultes où se laisse constater leur présence.

Signalons l'albuminurie héréditaire des nouveau-nés et la présence assez fréquente d'acétonurie avec les gastro-entérites.

Enfants rachitiques. — Dans les urines d'enfants rachitiques, l'azote total est diminué comme le volume. Beaucoup d'acide urique comme dans maintes maladies par ralentissement de la nutrition. Peu de sulfates en revanche. Grosse élimination de phosphates terreux au moins au début, car ensuite le petit malade refaisant son squelette fixe de nouveau avec avidité et excès les sels de chaux et spécialement les phosphates; c'est alors l'hypophosphaturie qui se laisse constater.

Au début aussi, les chlorures sont éliminés en excès.

TABLEAU DU POIDS THÉORIQUE DES ENFANTS D'APRÈS L'AGE

AGE EN ANNÉES	POIDS THÉORIQUE		VOLUMES EXCRÉTÉS par kilogramme et par 24 heures
	GARÇONS	FILLES	
2	12	11,400	40cm3
3	13	12,450	»
4	15	14,180	»
5	16,700	15,500	38cm3
6	18	16,740	38cm3
7	20,160	18,450	38cm3
8	22,260	19,820	35cm3
9	24,090	22,440	»
10	26,120	24,240	»
11	27,850	26,250	31cm3

CALCULS

Peser le calcul, le couper ou le scier en deux et voir s'il est homogène ou constitué par des zones concentriques. Faire les essais ci-contre en prélevant pour chacun gros comme une tête d'épingle.

CARACTÈRES	
Surface lisse et assez dure Forme ± allongée	Jaune d'ocre : Acide urique. Gris ocreux : Urates et surtout urate d'ammoniaque.
Ovoïde ± poreux ± consistant.	Cristallin, blanc grisâtre : Phosphate ammoniaco-magnésien. Terreux, homogène : Phosphate de chaux et de magnésie.
Mamelonnée comme une mûre. Très dur.	Noir ou brun grâce à du sang : Oxalate de chaux.
Mou, cireux. (Très rare).	Cystine.
ACIDE URIQUE et URATES Pour distinguer l'urate d'ammoniaque des urates alcalins, projeter une parcelle infime dans 1 centimètre cube de réactif de Nessler qui rougit ou brunit.	1° Chauffer à l'ébullition avec 5 à 6 centim. cubes d'eau et II gouttes de lessive des savonniers, gros comme une tête d'épingle. Etendre le mélange de son volume d'eau, filtrer, ajouter au filtrat refroidi 1/5 ou 1/4 de réactif de Denigès (sulfate de mercure acide, p. 153). Il se forme un précipité floconneux (excessivement sensible). 2° Chauffer gros comme une tête d'épingle dans une capsule avec II gouttes d'acide azotique et II gouttes d'eau. Evaporer à siccité au bain-marie. On obtient un résidu rouge brique que II ou III gouttes de lessive des savonniers font passer au bleu violacé.
Traiter gros comme une tête d'épingle par II ou III gouttes d'acide azotique. Porter à l'ébullition. Etendre à 2 ou 3 centimètres cubes, 1 centimètre cube de liqueur molybdo-sulfurique est additionnée de quelques gouttes de filtrat.	Il se forme au bout de quelques instants surtout à chaud un précipité jaune. — Une portion du filtrat précipité par l'oxalate d'ammoniaque : Phosphate de chaux Phosphate ammoniaco-magnésien. Rien — Le filtrat précipité par addition de son volume d'acétate de soude à 10 0/0. Oxalate de chaux. Le calcul est soluble dans l'ammoniaque : Cystine (très rare).

EXERCICES ET EXEMPLES

Nous croyons bien faire en donnant ici :

1° Les exemples de calculs après dosages ;

2° Des conclusions telles que le chimiste doit les formuler sans se mêler de les interpréter ;

3° Des indications que le médecin peut en tirer.

Ceci sans rappeler les caractères organoleptiques et autres qui peuvent être fort utiles.

1° *Le densimètre accusant* 1.008 *et le thermomètre* 25°, *quelle est la densité corrigée ?*

En consultant le petit tableau de la page 33, je vois qu'il faut ajouter 2 grammes à 1.008.

Donc :

$$1.008^g + 2^g = 1.010 \text{ à } + 15°.$$

2° *Une urine de densité* 1.030 *à* + 15° *contient* 10 *grammes de sucre. Quel est l'extrait désucré et quelle serait la densité, défalcation faite du sucre ?*

Dans le tableau de la page 30, je trouve pour une densité 1.030 à + 15° : 70g,3 d'extrait.

Je retranche les 10 grammes de sucre et j'ai :

$$\text{Extrait sans sucre} = 70,3 - 10 = 60^g,3.$$

En cherchant de nouveau dans la colonne A, je ne trouve que les chiffres approchés 61,5 et 58,6 correspondant, l'un à une densité 1.027, l'autre à une densité 1.026.

Les deux coefficients en regard sont 2,27 et 2,25 ; j'en prends la moyenne :

$$\frac{2,27 + 2,25}{2} = 2,26.$$

En divisant l'extrait désucré 60,3 par 2,26, j'obtiens 26g,60 et la densité sans sucre est 1.026,68.

Bien entendu, tant mieux si je trouve le chiffre d'extrait désucré dans la colonne A ; la densité sera en regard dans la même colonne.

3° *Dans cette même urine sucrée, quels devraient être les chiffres normaux d'urée, d'acide urique, de chlorures, d'acides phosphorique et sulfurique ?*

C'est la nouvelle densité qu'il faut considérer.

L'urée	devrait être	$26^g,68 \times 1 = 26^g,68$;
L'acide urique	—	$26,68 \times 0,025 = 0,66$;
NaCl	—	$26,68 \times 0,46 = 12,27$;
Acide phosphorique	—	$26,68 \times 0,125 = 3,33$;
Acide sulfurique	—	$26,68 \times 0,10 = 2,66$.

4° *Une urine a donné les chiffres suivants : densité + 15°, 1.010,26 ; volume, 2 litres ; urée, 5 grammes par litre ; acide urique, 0g,08 ; NaCl, 2 grammes ; acide phosphorique, 0g,50 ; albumine, 1 gramme.*

Quel est l'extrait organique dosé, l'extrait minéral dosé et l'indosé ?

L'extrait organique dosé = 5g + 0,08 = 5g,08 et s'obtient en additionnant les poids : urée et acide urique.

L'extrait minéral dosé = 2 + 0g,50 + le poids théorique d'acide sulfurique (*dd'* × 0,10) 1,02 = 3,52, et s'obtient en additionnant les poids : chlorures, acide phosphorique, chiffre théorique de l'acide sulfurique.

Sans même me servir du tableau de la page 30 pour connaître la densité sans albumine, me rappelant que 1 gramme d'albumine par litre augmente la densité de 0g,26, je vois que la densité sans albumine est :

$$1.010,26 - 0,26 = 1.010.$$

Dans ces conditions, le tableau nous indique dans la colonne B que l'indosé serait 3g,20.

Voyons ce qu'il est en réalité.

L'extrait sans albumine est 20,30. Je retranche de ce chiffre (extrait organique dosé + extrait minéral dosé), soit :

$$20,30 - (5^g,08 + 3,52) = 8^g,60,$$

chiffre de l'indosé auquel va 1 gramme d'albumine. Cet indosé est trop élevé et je peux remarquer de combien sont trop faibles le dosé organique et minéral par rapport aux indications des colonnes B et C. Calculer ensuite pour vingt-quatre heures en multipliant par le volume (ici 2) les résultats trouvés.

Le chimiste pourra conclure comme ceci après avoir parlé, s'il y a lieu, des caractères organoleptiques :

« Urine contenant 1 gramme d'albumine par litre. Densité faible, légère polyurie. Tous les éléments dosés, tant organiques que minéraux, sont en forte baisse par rapport à une urine normale de même densité, à ne considérer que des pourcentages par litre. Le volume de 2 litres les laisse encore en baisse pour les vingt-quatre heures : 20,3 × 2 = sensiblement 41 grammes d'extrait au lieu de 60 nécessaires. L'indosé est très élevé (8g,60 par litre au lieu de 3g,20 que comporterait la densité). »

Le médecin fera bien de penser à une néphrite interstitielle.

Nous pourrions multiplier les exemples, mais espérons que tous les tableaux et l'index alphabétique finiront par constituer des guides assez sûrs.

En tout cas, le paragraphe ci-dessous résume tout ce qu'il convient de faire pour arriver aux meilleurs résultats.

Marche à suivre dans une analyse d'urine

1° Mesurer le volume;

2° Noter les caractères organoleptiques (couleur de l'urine et de la mousse, aspect, consistance, odeur);

3° Prendre la densité et la corriger au point de vue température, comme il est indiqué page 33;

4° Essayer la réaction au tournesol et à la résazurine (p. 20);

Si l'urine est alcaline, distinguer entre l'alcalinité ordinaire et l'alcalinité ammoniacale (p. 19);

5° Ajouter s'il y a lieu de l'oxycyanure de mercure, 0g,25 pour 1.500 centimètres cubes;

6° Essai à l'acide azotique de la page 34.

Noter s'il y a de l'albumine (à différencier plus tard), des pigments biliaires, des excès probables d'urobiline, d'urée, d'acide urique, etc., etc.;

7° Essai à la liqueur de Fehling. Retenir la présence, probable ou non de sucre, de créatinine, de phosphate terreux, de corps réducteurs divers (voir p. 35);

8° Examen chimique du dépôt s'il y a lieu. Filtrer sur un filtre blanc pour y observer ensuite le sable.

Si possible, examen microscopique du dépôt;

9° S'il y a lieu, recherche plus précise de l'albumine (p. 60).

Différenciation d'après les indications du tableau de la page 61.

Dosage de l'albumine (p. 68). Noter les particularités (rétractiles ou non, thermo, acéto-soluble). En présence d'albumoses, essayer la réaction de Jacquemet (p. 63);

Recherche du sang, du pus, chimiquement et si possible au microscope;

10° Recherche plus précise du sucre (p. 82) et son dosage (p. 86) ;

11° Recherche des autres éléments anormaux (acétonurie (p. 96); pigments biliaires (p. 99); excès d'urobiline (p. 102): excès d'indican (p. 103), en se basant sur les essais préliminaires ;

12° S'il y a lieu, doser l'urée = normalement les deux derniers chiffres de la densité sans sucre ni albumine;

13° S'il y a lieu, doser l'acide urique = normalement les deux derniers chiffres de la densité sans sucre ni albumine × 0,025;

14° Calculer l'extrait organique dosé en additionnant les deux poids urée et acide urique ;

15° S'il y a lieu, doser les chlorures = normalement les deux derniers chiffres de la densité sans sucre ni albumine × 0,46 ;

16° S'il y a lieu, doser l'acide phosphorique = normalement les deux derniers chiffres de la densité sans sucre ni albumine × 0,125 ;

17° Pour avoir théoriquement le poids d'acide sulfurique, multiplier par 0,10 les deux derniers chiffres de la densité sans sucre ni albumine;

18° Calculer l'extrait minéral dosé en additionnant les trois poids : chlorures, acide phosphorique et acide sulfurique théorique;

19° Comparer tous ces résultats aux indications du tableau de la page 30 ;

S'il y a trop d'indosé, le signaler ;

20° Remplir la feuille d'analyse. Aux conclusions, indiquer les anomalies qualitatives et, au point de vue quantitatif, dire si les anomalies portent sur les composés organiques ou minéraux.

Éventuellement attirer l'attention sur le fait que le rapport $\frac{\text{acide phosphorique}}{\text{urée}} = \frac{1}{8}$ est rompu et aussi sur le fait que l'acide urique ne serait pas le $\frac{1}{40}$ de l'urée.

CHAPITRE VI

MALADIES DIVERSES ET URINES PLUS OU MOINS CARACTÉRISTIQUES

Si nous ne devions énumérer ici que des maladies entraînant des urines typiques, les urines qui à elles seules, dans certaines néphrites ou le diabète sucré par exemple, dispensent presque le médecin de recourir à d'autres signes cliniques, la liste risquerait d'être courte.

Aussi nous paraît-il non seulement légitime, mais encore utile d'ajouter celles des maladies où l'apparition dans l'urine d'un élément, d'un caractère anormal, ne doit pas être surprenante et risque, au contraire, de devenir féconde en renseignements tant pour le diagnostic que pour le pronostic.

Nous avons cru bien faire en groupant les maladies sous la rubrique de l'organe qu'elles affectent ; ainsi pourront mieux apparaître les différenciations quand elles existent. Mais, bien entendu, l'index alphabétique relèvera le nom de toutes les affections citées. Si certaines n'y figurent pas, c'est qu'en l'espèce les urines n'auraient rien de caractéristique.

Même en ce cas il ne faudrait pas oublier cette grande règle de physiologie qui servira de guide dans toutes les maladies aiguës. Un organisme vigoureux, quand il est attaqué, tend à se défendre, retenant énergiquement au moins ses chlorures qui se déchargeront en abondance une fois le danger envolé. Il ne faudra donc pas se montrer surpris si, avant la défervescence, se constate une réduction chlorurée d'autant plus intense que l'organisme se défend mieux.

Entre parenthèses, ceci n'est point vrai dans les trois ou quatre jours qui précèdent l'apparition des premiers symptômes d'une maladie aiguë que rien ne laisse encore soupçonner. Quelques analyses d'urine pratiquées par hasard en ces moments paraissent révéler au contraire une hausse brusque dans l'élimination de tous les éléments, y compris les chlorures; il semble que l'organisme surpris renonce d'abord à se défendre, à moins que l'infection ne trouve précisément un moyen de s'implanter à la faveur de cet appauvrissement accidentel et passager.

Mais la réaction ne tarde pas à se produire (sinon chez les débilités, dont le vieillard), et l'intensité des phénomènes pathologiques dépendra bien moins de la vigueur de l'attaque que de celle de la défense.

Faite avec bon sens, l'observation des urines sera toujours précieuse, même quand ne figurera point ici le nom de la maladie avec ses caractères urinaires.

MALADIES INFECTIEUSES

Citons par lettre alphabétique :

Le charbon;

Le choléra;

L'érysipèle de la face;

Le tétanos.

Charbon. — Urines rares et colorées dans la forme cholérique.

Choléra. — Urines excessivement rares, assez souvent réduites à 0. Si le malade urine, albumine fréquente, forte diminution de l'urée, augmentant de nouveau avec la convalescence jusqu'à dépasser le taux normal. Il en va de même des chlorures, dont la décharge constitue un excellent signe.

Au Siam, nous n'avons jamais pu vérifier l'élimination des nitrites signalée par certains théoriciens (10 centimètres cubes d'urine, plus une pincée de résorcine et 3 centimètres cubes d'acide chlorhydrique sont chauffés à l'ébullition; le mélange doit devenir rose, surtout par le refroidissement; de l'éther ajouté alors enlève la substance rouge qui passe au violet par addition d'ammoniaque ou se décolore avec un excès de ce réactif).

Erysipèle de la face. — Urines rares, albumineuses par intervalles.

Tétanos. — Urines diminuées, albumineuses. Température très élevée à l'émission.

FIÈVRES ÉRUPTIVES ET TYPHOIDE

A signaler :
La scarlatine;
La typhoïde;
La variole.

Scarlatine. — Au point de vue morphologique et quantitatif, caractères généraux des urines fiévreuses. Albumine dans les formes frustes. Souvent traces de sang.

La diazo-réaction peut se manifester (voir p. 123).

Le pissement de sang, la quasi-anurie, la pyélite sont des symptômes très graves.

Typhoïde. — *Début.* — Densité, urée, acide urique augmentés proportionnellement à l'intensité de l'attaque (Vogel a noté jusqu'à 78 grammes d'urée dans les vingt-quatre heures). Les phosphates sont au contraire diminués.

Période d'état. — Rétention des chlorures quelquefois absolue. Les phosphates sont aussi et encore diminués. Excès d'acide urique.

Période de déclin. — Le volume augmente, la densité diminue. La décharge des chlorures intervenant est un bon signe, mauvais au contraire s'il tarde trop après la défervescence.

Signalons une alcalinité possible de l'urine (alcalinité ordinaire), une indicanurie fréquente au début, des excès de créatinine, de l'albumine et quelquefois du pus, signe de complication rénale.

La maladie est généralement d'autant plus grave que la tension superficielle de l'urine est plus élevée, c'est-à-dire se rapproche du chiffre de $7^{mg},50$. Ceci revient à dire que la toxicité de l'urine est faible.

En l'absence de bile qui abaisse la tension superficielle, nous pouvons apprécier et cette tension et la toxicité avec un bon compte-gouttes de Duclaux de 5 centimètres cubes donnant 100 gouttes d'eau à $+ 15^{\circ}$ de température.

$$\text{Tension superficielle} = \frac{\text{densité} \times 0^{mg},75}{\text{nombre de gouttes d'urine des } 5^{cm3}}$$
$$= \text{avec l'eau } 7^{mg},50.$$

Dans la typhoïde, la tension superficielle s'élève avant le bain à $6^{mg},53$ et plus; elle redescend généralement à 6,46 après le bain. Il faudrait baigner chaque fois qu'elle s'élève d'un façon inquiétante.

En thèse générale, la tension superficielle des urines est faible pendant la période d'état de la plupart des maladies infectieuses et notamment des fièvres éruptives; par conséquent la toxicité est élevée. Au cours de la pneumonie, au contraire, la toxicité est relativement faible pendant la période d'état, mais il se produit une crise urotoxique au moment de la chute thermique.

Diazo-réaction. — Bien que non spécifique, la diazo-réaction d'Erlich pourra peut-être ici rendre quelques services en ce sens qu'elle serait négative dans les simples embarras gastriques fiévreux.

Pour la pratique, prendre 2 centimètres cubes d'urine, 2 centimètres cubes de réactif A (p. 153), II gouttes de réactif B et VII à VIII gouttes d'ammoniaque; agiter fortement pour produire de la mousse; c'est seulement la couleur de celle-ci qui sera probante, rouge de vin, carmin ou vermillon, celle du liquide important peu. Après vingt-quatre heures, un dépôt vert se forme au fond du tube.

La réaction s'observe surtout du sixième au dixième jour, puis diminue progressivement, permettant de prévoir une baisse prochaine des hautes températures. Sa persistance après la chute thermique serait d'un mauvais pronostic, surtout si la rétention des chlorures se prolonge.

De même sa disparition brusque peut faire envisager comme possible une complication rénale, comme son retour dans la convalescence indiquerait l'immanence d'une rechute.

Remarquons que le salol, assez souvent donné dans la typhoïde comme antiseptique intestinal, empêche la réaction.

Séro-diagnostic pratique. — Signalons en passant un moyen simple de faire le séro-diagnostic.

Se procurer une culture en émulsion stable de bacilles typhiques tués. Elles sont dans le commerce en ampoules de 10 centimètres cubes, de conservation indéfinie. L'ampoule ouverte après agitation du liquide louche qu'elle contient, verser de celui-ci 50 gouttes dans un tube et 100 gouttes dans un autre. Dans chacun des tubes, ajouter une goutte de sérum du sang provenant d'une piqûre au doigt. Si la séro-réaction est positive, on verra dans les tubes de verre de petits flocons blanchâtres se former qui ne tardent pas à se déposer sur les parois et à gagner le fond du tube pendant que le liquide se clarifie. La réaction est très nette au bout d'une heure. On peut la contrôler avec du sang ordinaire, le liquide conservant avec lui son aspect louche sans précipitation.

Variole. — *Période d'invasion.* — Élimination exagérée d'urée, d'acide urique, de phosphates.

Période d'éruption. — Rétention des chlorures.

Période de dessiccation, convalescence. — Le volume augmente; l'urée et les phosphates redeviennent normaux. Décharge des chlorures.

La diazo-réaction est généralement positive et serait au contraire négative dans la varicelle.

MALADIES DE PEAU

Les adolescents et les adultes arthritiques présentent souvent des poussées furonculeuses, eczémateuses, prurigineuses, de l'anthrax, de l'herpès, etc.

Il n'est pas rare, nous l'avons vu, de rencontrer avant, pendant ou après de faibles quantités de sucre, de l'acétonurie, de l'indican.

En tout cas les autres caractères des urines arthritiques se trouvent généralement réunis : densité élevée, coloration intense, dépôts colorés d'urates, d'oxalates, excès fréquents d'acide urique et surtout hyperacidité caractéristique tant au tournesol qu'à la résazurine.

MALADIES VÉNÉRIENNES

De la chaude-pisse, peu de chose à dire, sinon qu'on peut retrouver des traces de pus et aussi du sang en cas de cystite.

Quant à la syphilis, un problème se pose parfois quand on trouve de l'albumine dans l'urine ; cette albumine est-elle d'origine syphilitique, d'origine mercurielle ou reconnaît-elle une autre cause?

L'albuminurie mercurielle est très faible, l'albuminurie syphilitique le plus souvent très forte, s'élevant à 50, 60 et même 100 grammes. Remarquons toutefois qu'il s'agit plutôt généralement d'albumoses ou de peptones (voir différenciation, p. 61).

Il est de plus possible de rechercher le mercure dans l'urine quand le traitement a été suspendu depuis un certain temps et que l'albuminurie persiste. Le procédé le plus pratique en l'espèce est celui de Merget.

Préparer d'abord un fil de cuivre de 1 ou 2 centimètres de long, le chauffer au rouge, le laver à l'eau, le tremper dans l'acide azotique, le replonger dans l'eau. D'autre part, imprégner du papier écolier d'une solution de nitrate d'argent au 1/2 avec ammoniaque en quantité suffisante pour redissoudre le précipité ; dessécher à basse température dans un endroit obscur.

Le fil de cuivre préparé est laissé quarante-huit heures dans 100 centimètres cubes d'urine acidulé avec X gouttes d'acide sulfurique. Puis il est lavé à l'eau, à l'alcool, à l'éther et, quand il est sec, placé dans une feuille de papier soie pliée en deux, celle-ci placée elle-même dans un morceau de papier réactif plié aussi en deux; on pose un poids dessus.

Si au bout d'une heure, le fil n'a pas laissé sur le papier son dessin en noir plus ou moins estompé sur les bords, l'urine peut être considérée comme exempte de mercure. Un noircissement du papier dans les dix minutes prouverait au contraire une quantité de mercure très appréciable.

Quand le mercure peut être mis hors de cause, il faudra chercher ailleurs, l'origine de l'albuminurie et peut-être dans la suite, épargner au rein déjà fatigué un travail excessif d'élimination.

INTOXICATIONS

Mercure. — Albuminurie légère (voir p. 125).

Phosphore. — *Idem.*

Morphine. — *Idem.*

Arsenic. — *Idem.*

Plomb. — Néphrite interstitielle chronique, d'origine à la fois épithéliale et vasculaire. Assez souvent, caractères des urines goutteuses.

Alcool. — Urines passant avec les caractères de certaines urines hépatiques (cirrhose, sclérose du foie).

Morsure de serpents. — Diminution de volume.

Intoxications alimentaires. — Urines foncées.

Enfin on a signalé comme susceptibles de donner une albuminurie passagère les médicaments suivants : salol, naphtaline, antipyrine, antifébrine, chloroforme, phénacétine.

MALADIES DIATHÉSIQUES

Voici dans quels cas les urines pourront nous renseigner, tantôt un peu seulement, tantôt beaucoup :

Asthme ;
Broncho-pneumonie aiguë ;
Chlorose ;
Coma diabétique et dyspeptique ;
Diphtérie ;
Diabètes ;
Goutte, gravelle ;
Grippe ;
Pleurésies ;
Rhumatisme articulaire aigu ;
Tuberculose pulmonaire.

Asthme. — Le taux de l'urée paraît diminuer avant l'accès. Urines rares et foncées pendant l'accès, abondantes et claires après.

Dans les bronchites de forme asthmatique des jeunes arthritiques héréditaires, souvent glycosurie légère.

Broncho-pneumonie aiguë. — Urines rares, souvent albumineuses.

Chlorose. — Urines pâles, peu denses, très faiblement acides, limpides à l'émission, mais se troublant rapidement sans dépôt véritable.

Tous les éléments sont en diminution. Winter a trouvé des excès d'urobiline qui disparaissent lorsque la maladie guérit.

Coma diabétique et dyspeptique. — Odeur aromatique des urines et de l'haleine. Acétonurie et ammoniaque en excès.

Diabète sucré. — Urines pâles, doucereuses, très sucrées, volume et densité augmentent parfois dans des proportions énormes. Sucre présent de jour et de nuit (jusqu'à 100 grammes par litre). Rétention d'urée et au contraire excès d'acide urique. Indicanurie fréquente. Acétonurie presque permanente. Albuminurie dans les deux tiers des cas. Urines particulièrement fermentescibles. Quelquefois dégagement de gaz inodores dans la vessie.

Faire porter à part les urines du jour et celles de la nuit.

Diabète insipide. — Volume considérable. Excès de chlorures. Diminution des phosphates.

Diabète phosphatique. — Polyurie, grandes quantités d'acide phosphorique, quelquefois sucre en petites quantités.

Diabète azoturique. — Polyurie, grosse élimination de composés azotés (50 à 60 grammes par vingt-quatre heures) précédant toujours l'apparition fréquente du sucre.

Diphtérie. — Hyperazoturie, hyperphosphaturie. Décharge énorme d'urée dès le premier jour. Rétention de chlorures. Excès d'urobiline.

Grippe (influenza). — Albumine dans la néphrite grippale.

Goutte. — L'accès est précédé d'une baisse de l'acide urique pendant un à trois jours, puis se produit une augmentation durant l'accès et surtout à la période de déclin.

Avant l'attaque, légère polyurie avec, au début de l'accès, une élimination journalière, de 35, 45 grammes d'urée, puis baisse pendant l'accès avec diminution parallèle du volume et des phosphates.

Les caractères ordinaires des urines goutteuses nous sont déjà connus. De densité élevée (1.025-1.030), elles sont très colorées, surtout très acides à la résazurine (acides organiques), et laissent déposer souvent des urates, de l'acide urique, de l'oxalate de chaux.

L'indosé y est généralement très élevé. Le sucre y fait des apparitions fréquentes le matin, s'accompagnant d'acétonurie. L'albumine n'y est pas rare, mais essentiellement passagère, sauf en cas de rein goutteux; des peptones se manifestent fréquemment après les repas. Le sang s'y rencontre souvent, dû au passage de sable plus ou moins calculeux.

Nous l'avons déjà dit (voir p. 45) ; l'acide urique n'y est pas toujours en excès et ses baisses préparent les ascensions avec des poussées de goutte ou de rhumatisme articulaire aigu et leur cortège habituel.

Gravelles. — Les éléments du sédiment peuvent être plus ou moins volumineux (sables ou calculs), de composition uniforme ou complexe, et occasionner, selon l'organe où ils se forment, des coliques hépatiques, néphrétiques ou des douleurs vésicales.

Suivant qu'ils sont constitués par de l'acide urique ou des urates, des oxalates, des phosphates, ils révèlent la gravelle urique, oxalique ou phosphatique. Une division aussi parfaite est d'ailleurs le plus souvent impossible, car les trois causes ci-dessus agissent généralement ensemble, sinon en même temps, donnant du sable ou des calculs de composition complexe.

Quand l'excès d'acide urique est permanent dans les urines, il aboutit, avons-nous dit, à la gravelle urique.

La gravelle oxalique accompagne presque toujours la précédente. Le sable oxalique apparaît dans les urines à l'état d'oxalate de chaux cristallisé (rarement sous forme de biscuits, plus souvent avec l'aspect d'enveloppes de lettres de dimensions variables). En séjournant dans la vessie, il s'agglomère parfois en calculs très durs ayant l'aspect d'une mûre (calculs mûraux), dont l'expulsion, quand elle est possible, ne va pas, bien entendu, sans douleur ni hémorragies. Signalons en passant que certains aliments (tomates, oseille, endives) et aussi des médicaments (scille, gentiane, cannelle, coca, saponaire, etc.) enrichissent l'organisme en acide oxalique.

La gravelle phosphatique est le plus souvent le fait de l'alcalinité de l'urine, celle-ci résultant elle-même des causes que nous avons indiquées page 18 (abus d'eaux minérales, maladies de vessie, sondages malpropres, etc.). Il y a alors formation ou de sable ou de calculs constitués par du phosphate, du carbonate de chaux, du phosphate ammoniaco-magnésien, soit purs, soit mélangés.

Parfois la réaction de l'urine venant à changer pour devenir fortement acide, la gravelle urique reparaît, et ces alternances de réaction peuvent aussi donner des calculs mixtes où des dépôts de sels terreux se sont formés sur l'acide urique libre ou combiné.

Pleurésie tuberculeuse. — Au début, émission normale des éléments ou faible diminution. A la période d'état, les chlorures, l'urée, l'acide urique augmentent. A la défervescence, polyurie, décharges de chlorures et d'urée. Albumine assez fréquente.

Pneumonie. — Au début, diminution de l'urée et de l'acide urique. A la période d'état, augmentation au contraire de ces deux éléments, mais diminution des phosphates et des chlorures. A la défervescence, décharge des chlorures dont le taux s'était maintenu à 0g,50 par vingt-quatre heures durant toute la période d'état. Un excès d'acide urique coïncide généralement avec la résorption des exsudats.

L'alcalinité ordinaire des urines n'est pas rare. La diazo-réaction est généralement positive dans les premiers jours.

Rhumatisme articulaire aigu. — A la période d'état,

diminution du volume, excès d'urée, d'acide urique et d'urobiline.

A la convalescence, le volume, l'urée et l'acide urique tendent de nouveau vers la normale.

Comme dans les urines de goutteux, l'acide urique n'est pas toujours en excès, et mieux vaudrait sans doute qu'il le soit.

Au moment des accès, l'albumine n'est pas rare et le sang fait quelquefois son apparition.

Tuberculose pulmonaire. — Au début, la densité augmente et avec elle l'excrétion d'urée, d'acide urique et des phosphates, celle-ci pouvant être particulièrement marquée et expliquant, d'après Charrin et Guignard, les douleurs osseuses des tuberculeux.

Assez souvent, mais le matin seulement, légère albuminurie.

L'élimination des chlorures est particulièrement intéressante. Le début de la phtisie se caractérise par une hyperchlorurie nette.

La phtisie fibro-caséeuse est marquée en périodes de rémission par une hyperchlorurie notable, puis au moment des poussées caséeuses par une montée des chlorures. La chlorurie est normale ou légèrement augmentée à la phase de cicatrisation de la caverne. Le tuberculeux est un déminéralisé perdant surtout des chlorures et du phosphate calcique ; l'appauvrissement de son organisme en chlorures se fait par des débâcles prolongées, chroniques comme sa sa maladie et succédant à toute poussée aiguë de celle-ci.

Au point de vue du pronostic (exception faite de la granulite et du début de la phtisie), la réduction chlorurée est d'autant plus faible que la tuberculose est plus grave.

Le taux des chlorures est notablement diminué au cours de la tuberculose pulmonaire abortive, et la diminution est encore plus nette dans la phtisie fibreuse. Les poussées de bronchite surajoutées à cette maladie augmentent brusquement encore la rétention, qui se termine par une décharge de chlorures.

Par contre les phtisies caséeuses galopantes et pneumonies caséeuses présentent au début une hyperchlorurie accentuée.

En somme, une débâcle prolongée de chlorures au début, une rétention modérée en cours de maladie sont d'un mauvais pronostic.

Une diazo-réaction positive n'est guère rassurante non plus.

Enfin, à la période ultime, l'apparition de l'albumine serait un signe grave.

Réaction de Moriz Weisz. — Cette réaction étant en ce moment à la mode, nous croyons devoir la signaler, bien qu'elle ne soit pas spécifique, s'appliquant à maintes affections (typhoïde, pneumonie, érysipèle, rougeole, varicelle) et même à l'état de parfaite santé.

Il semble tout de même qu'elle puisse rendre quelques services, appliquée au pronostic de la tuberculose pulmonaire chronique.

Voici en quoi elle consiste : Verser dans un tube 3 centimètres cubes d'urine fraîche, 6 centimètres cubes d'eau distillée ; mélanger; ajouter doucement pour éviter le mélange de III à VIII gouttes de solution fraîche de permanganate au 1/1000 dans l'eau distillée. Si la réaction est positive, une zone très nette se forme à la partie supérieure du liquide, colorée en jaune d'or très pur ; cette coloration persiste assez longtemps et ne disparaît pas par l'agitation si on fait l'essai par comparaison dans un deuxième tube ; une zone diffuse, de teinte brunâtre, disparaissant si on agite, ne serait pas à retenir.

Faisant défaut au début de la maladie, cette réaction se montre parfois à la deuxième période, plus souvent à la troisième et persiste plus nette si le mal s'aggrave.

Quelles que soient par ailleurs les signes cliniques rassurants ou inquiétants, son caractère positif serait un mauvais signe ; au contraire, son absence tant qu'elle dure autoriserait l'optimisme.

Elle fait défaut dans les manifestations non pulmonaires de la tuberculose, et son apparition impliquerait que le poumon est à son tour lésé.

Réaction albumineuse des crachats. — Bien qu'elle nous fasse sortir de notre sujet, il convient de dire un mot de cette réaction, capable de lever des doutes au début d'une tuberculose.

Les crachats sont délayés, en s'aidant au besoin de verre pilé, avec environ 50 0/0 d'eau et additionnés à froid de quelques gouttes d'acide acétique pour précipiter le pus. On les agite ensuite assez fortement dans un tube à essai et on filtre, opération parfois très laborieuse si on ne dispose d'une petite pompe à vide. Dans le filtrat, on recherche l'albumine par les deux procédés qui nous ont servi à doser les traces : la chaleur après l'addition d'un peu de sel ou le réactif de Tanret à froid.

S'il n'y a pas d'albumine, le diagnostic de tuberculose peut être rejeté, et c'est tout ce qu'il nous faut retenir.

S'il y en a, il faudra faire la part entre la phtisie ou d'autres affections du poumon.

MALADIES DE L'APPAREIL CIRCULATOIRE

Signalons :

La péricardite aiguë ;

L'endocardite aiguë ;

L'insuffisance aortique d'origine artérielle (maladie de Hodgson).

La première accompagne quelquefois le mal de Bright, la deuxième le mal de Bright et aussi la goutte, la troisième donne lieu à de la polyurie avec albumine.

Les caractères généraux des urines cardio-rénales sont : un volume presque toujours diminué, une acidité élevée, une densité ordinairement augmentée allant jusqu'à 1.030, une augmentation par litre de l'urée et de l'acide urique, mais une diminution pour les vingt-quatre heures par rapport au taux normal, la présence très fréquente de faibles quantités d'albumine (1 gramme en moyenne) et souvent des traces de sang en nature, un excès d'urobiline et d'un pigment brun d'origine biliaire par répercussion du cœur sur le foie et le rein, des dépôts cristallins briquetés de nature uratique, mais pouvant contenir des globules sanguins avec des éléments anatomiques du rein (cylindres hyalins).

MALADIES DU TUBE DIGESTIF

Dans cette catégorie nous citerons :

Le cancer de l'estomac;

La constipation;

La dilatation d'estomac;

L'embarras gastrique;

L'entérite;

L'hyperchlorhydrie, l'hypochlorhydrie;

Les ulcérations et perforations intestinales;

La sténose pylorique.

Cancer de l'estomac. — L'urine se signale par la diminution de l'urée et de l'acide urique, la première étant le plus souvent au-dessous de 12 grammes.

La diazo-réaction est positive, l'indicanurie fréquente et l'albumine pas rare.

L'acidité de l'urine se montre constante aux divers moments de la journée, tandis que les urines normales manifestent deux maxima quatre à cinq heures après les deux principaux repas, quand l'acidité de l'estomac est diminuée.

Les chlorures sont en baisse.

Constipation. — L'indicanurie et l'acétonurie sont fréquentes. L'acidité est généralement très élevée.

Se méfier des purgatifs à base de phénolphtaléine, qui donnent aux urines alcalines l'aspect d'une urine sanglante.

Dilatation de l'estomac. — Volume généralement réduit.

Embarras gastrique fiévreux. — Rappelons qu'il ne donne pas de diazo-réaction, se distinguant sur ce point de la typhoïde.

Entérite sèche. — Mêmes caractères que la constipation.

Hyperchlorhydrie. Hypochlorhydrie. — Nous avons déjà signalé (p. 104) l'observation de M. le professeur Carles qui prétend n'avoir jamais trouvé d'indican chez les hyperchlorhydriques et veut au contraire que les quantités de ce pigment soient maxima quand les acides sont au minima dans l'estomac.

Dans le même ordre d'idées, signalons en passant une épreuve de fortune qui peut dispenser d'utiliser la sonde pour l'étude du suc gastrique.

Prendre une perle d'éther ordinaire, l'enrober de talc après l'avoir plongée dans du sirop simple (le talc est destiné à l'alourdir, empêchant de surnager le suc gastrique dans l'estomac). Quand elle est sèche, l'enfermer dans un petit sac de caoutchouc ligaturé avec un catgut n° 000. Le tout est absorbé par le malade au moment de la digestion après un repas d'épreuve (60 grammes de pain et 250 centimètres cubes d'eau). Noter l'instant où le malade accuse une éructation d'éther très caractéristique, celle-ci se faisant sentir d'autant plus rapidement que le suc gastrique est plus actif, dissolvant facilement le catgut :

Avant une heure un quart : hypersécrétion;

Au bout d'une heure et demie : sécrétion normale ;

Après une heure trois quarts : hyposécrétion ;

Par éructation : achlorhydrie.

Ulcération et perforations intestinales. — Les premières ne se traduisant ordinairement que par de l'indicanurie, les deuxièmes pouvant laisser passer dans l'urine des gaz fétides, parfois des matières fécales et du pus.

La **sténose pylorique** réduit beaucoup le volume et augmente la densité et la coloration.

MALADIES DU FOIE

Les caractères des urines varient selon que le foie est insuffisant ou suractif. C'est pourquoi nous préférons ne pas donner de caractères généraux, mais des particularités dans les cas ci-dessous :

Cirrhose hypertrophique;

Cirrhose atrophique;

Coliques hépatiques;

Cancer du foie ;

Ictère grave.

Cirrhose atrophique. — Généralement d'origine alcoolique. Oligurie. Diminution de l'urée, mais augmentation de l'acide urique (jusqu'à 8 grammes et plus en vingt-quatre heures). Diminution des phosphates. Urines foncées contenant des pigments biliaires, de l'urobiline, rarement du sucre ou de l'albumine.

Cirrhose hypertrophique. — Même origine et mêmes caractères, sauf hypoazoturie moins marquée.

Coliques hépatiques. — Après les accès, les urines ont une couleur acajou et deviennent ensuite d'autant plus claires et abondantes que l'accès a été plus violent.

Cancer du foie. — Déminéralisation, urines à pigments biliaires et à urobiline permanente. Acide lactique fréquent.

Ictère grave. — A la période de début, hyperazoturie. A la période d'état, oligurie et quelquefois anurie. Diminution de l'urée et de l'acide urique (Brouardel, Bouchardt).

A la défervescence, polyurie, hyperazoturie.

L'urobiline se montre surtout à la période d'état.

Notons que 0g,05 à 0g,10 de bleu de méthylène donnés en cachet s'éliminent d'une façon spéciale, par alternances, dans la plupart des maladies du foie, telle miction étant verte, la ou les suivantes incolores et ainsi de suite.

MALADIES DES REINS

Parmi celles-ci nous signalerons :

Congestions rénales ;

Coliques néphrétiques et pyélo-néphrites ;

Néphrites aiguës ascendantes et descendantes ;

Néphrites chroniques : parenchymateuse, interstitielle ;

Le rein flottant ;

Tuberculose rénale.

Congestions rénales. — Oligurie, hyperazoturie portant

sur l'urée et l'acide urique, hyperchlorurie, hyperphosphaturie, albuminurie.

Coliques néphrétiques et pyélo-néphrites. — Après l'accès, souvent sable, sang, fibrine et pus.

Néphrites aiguës. — 1° *Ascendantes.* — Au début, polyurie trouble; à la période d'état, abondantes, troubles encore, albumineuses, purulentes.

2° *Descendantes.* — Début et état : oligurie, quelquefois anurie. Diminution des corps azotés et des chlorures. Une chute de l'urée vers 5 grammes est d'un très mauvais pronostic. Sang, albumine.

A la défervescence, volume et composés azotés tendent de nouveau vers la normale.

Néphrites chroniques ou mal de Bright. — 1° *Néphrite parenchymateuse à gros rein blanc* (s'attaquant aux cellules glandulaires qui tapissent les tubes contournés). — Oligurie (500 centimètres cubes à 100 centimètres cubes) en rapport avec la lésion. Rétention de chlorures et de phosphates. Réaction acide. Densité en principe assez faible, mais légèrement augmentée par la concentration. L'urée est très diminuée. Albumine constante, mais souvent faible, variant de quelques centigrammes à 3 grammes, montant jusqu'à 5, 10, 15 dans la degénérescence graisseuse et amyloïde des reins. Le sang est rare, mais peut se rencontrer. Présence ou absence de cylindres rénaux presque exclusivement hyalins. Epreuve du bleu de méthylène douteuse (voir p. 139).

2° *Néphrite interstitielle chronique à petit rein* (frappant d'abord et surtout les vaisseaux et les glomérules). — Polyurie (2, 4, 5 litres). Densité diminuée comme l'urée, l'acide urique, les chlorures et les phosphates. Comme albumine, sang, cylindres, mêmes caractères que les urines de la néphrite parenchymateuse, celle-ci ne. différant en somme au point de vue urinaire que par l'oligurie qui s'oppose à la polyurie des interstitielles.

Rein flottant. — L'albumine n'est pas rare; d'ailleurs, une simple palpation du rein la fait souvent apparaître.

Tuberculose rénale. — Au début, urines claires, limpides mais souvent albumineuses, puis elles deviennent troubles dès l'émission. La polyurie s'établit (1.800 centimètres cubes à 3 litres). Le sang fait des apparitions fréquentes, survenant et disparaissant sans cause plausible. Avec l'aggravation des lésions s'établit la polyurie spontanée, constante et durable, la rétention passagère du pus et l'éclaircissement des urines, le tout se traduisant d'ailleurs par des troubles nombreux. Quand les urines sont reposées, la couche inférieure est constituée par une purée grisâtre parsemée de stries sanguinolentes quelquefois stratifiées.

Libert et Vogel prétendent qu'on peut affirmer la nature tuberculeuse de la lésion quand le dépôt contient des grumeaux de la grosseur d'une tête d'épingle insolubles dans l'acide acétique.

L'acidité de ces urines est un caractère important aussi.

ÉPREUVE DU BLEU DE MÉTHYLÈNE

L'épreuve du bleu de méthylène consiste à injecter en plein muscle 1 centimètre cube d'une solution au 1/20 de bleu de méthylène *vrai*, le malade ayant d'abord uriné.

A vrai dire, les résultats, très discutés en matière de néphrites parenchymateuses ou de néphrites aiguës, ne sont guère probants que dans la néphrite interstitielle.

Le bleu qui, chez un homme sain, commence à passer une demi-heure environ après l'injection, donnant à l'urine une couleur plutôt verte, n'apparaît ici qu'au bout de deux ou trois heures. Et, tandis que dans le premier cas l'élimination dure seulement de quarante à cinquante heures avec maximum de coloration vers la troisième ou la quatrième heure, elle se prolonge cinq et six jours en cas de néphrite interstitielle, la coloration demeurant toujours faible, uniforme, sans maximum à aucun moment.

Parfois, dans les urines chargées en couleur, la teinte verte est douteuse; mais l'agitation dans un tube avec un peu de chloroforme, en colorant ce dernier, met fin à l'hésitation.

Quelquefois aussi c'est un chromogène incolore qui passe, et il est bon de s'en assurer en portant à l'ébullition un peu d'urine et quelques gouttes d'acide acétique.

En somme, avec les signes cliniques d'un côté, les caractères de l'urine de l'autre, cette épreuve n'est pas tellement indispensable que l'ennui d'une injection hypodermique ne puisse être épargné au malade.

Et c'est pourquoi il est plus pratique de donner une pilule ou mieux un cachet de 0gr,05 de bleu. Mais, en l'espèce, s'il ne fait point son apparition dans les délais normaux, le rein ne pourra pas être seul incriminé, car l'absorption gastro-intestinale peut se montrer paresseuse, et c'est ce qui, en principe, fait renoncer à la voie buccale.

En revanche, passage et élimination normales du colorant ou de son chromogène indiquent le double bon fonctionnement et du tube digestif et du rein.

Nous disons passage et élimination normales et non point rapides, car, à l'opposé des néphrites interstitielles, les néphrites parenchymateuses seraient caractérisées par une perméabilité exagérée pour le bleu, celui-ci se montrant alors un quart d'heure après l'injection et s'éliminant dans les vingt heures seulement avec un maximum de coloration dès la première heure.

Les autres affections du rein étant encore mal connues

au point de vue qui nous occupe, nous ne pensons pas bon d'attacher un caractère d'infaillibilité à l'épreuve du bleu de méthylène. Gardons-la toutefois à titre de renseignement d'une utilité éventuelle possible.

Il n'en va pas de même de l'épreuve par la phloridzine, dont les indications sont encore bien moins sûres.

Pour en finir avec les néphrites, rappelons ce qui a été dit pages 66 et 67 au sujet de la formation et de l'aspect de l'anneau, du caractère rétractile ou non rétractile de l'albumine. D'après M. Teissier, une faible élimination de chlorures avec une pression artérielle forte aurait une signification fâcheuse dans les néphrites, surtout si le taux des autres éléments est augmenté.

Personnellement, l'expérience nous suggère un grand pessimisme quand nous voyons baisser à la fois le volume, la densité et le taux des chlorures, la quantité d'albumine pouvant demeurer infime. Un souffle, un rien, le moindre petit accident maladif peuvent aboutir à l'anurie, et c'est ce qu'il faut éviter.

Remarque. — Pour la signification des éléments anatomiques (cylindres, cylindroïdes, épithéliums, etc.), voir les tableaux de la page 106.

MALADIES DE L'APPAREIL URINAIRE

Nous nous sommes assez étendus sur la présence du pus et du sang dans l'urine pour n'avoir plus beaucoup à insister ici.

Rappelons avant tout que les urines purulentes se caractérisent par une grande diminution de l'acide urique, aucun parallélisme n'existant plus entre le taux affaibli de cet élément et celui de l'urée.

Pour le surplus, si les urines sanglantes ont leur acidité plus ou moins diminuée, les urines purulentes sont, dans la majorité des cas, acides, quoi qu'on en ait dit. Quand elles sont ammoniacales, l'aspect visqueux, gluant du dépôt est tout à fait particulier.

Quelles causes pathologiques nous donneront du pus ou du sang ou le plus souvent les deux mélangés ?

Nous les connaissons déjà et nous contenterons de les énumérer de nouveau en ne considérant plus que l'appareil urinaire inférieur en-dessous du rein :

Abcès divers du voisinage;
Calculs vésicaux ;
Cancer de la vessie ;
Cystites diverses ;
Fongosités bénignes de la vessie ;
Lésions du col de la vessie ;
Lésions de l'urèthre antérieur ou postérieur ;
Prostatites ;
Rétrécissements, sondages ;
Tuberculose de la vessie.

MALADIES DU SYSTÈME NERVEUX

Les glycosuries nous ont fourni l'occasion de les étudier presque toutes ; c'est donc plutôt un rappel que nous allons faire en commentant l'énumération ci-dessous :

Acromégalie ;
Apoplexie et hémorragies cérébrales ;
Chorée ;
Épilepsie ;
Goitre exophtalmique ;
Hystérie ;

Méningite cérébro-spinale ;
Neurasthénie ;
Névralgies ;
Paralysie générale ;
Ramollissement cérébral ;
Sclérose en plaques ;
Tabès ;
Tumeurs cérébrales.

Acromégalie. — Glycosurie fréquente et légère, mais allant jusqu'au diabète vrai avec 300 et 600 grammes en vingt-quatre heures. Acétonurie.

Apoplexie et hémorragies cérébrales. — Parfois sucre (8 à 10 grammes), rarement 30 ou 40, sans lien d'ailleurs avec le pronostic, faisant son apparition immédiatement ou au bout de quelques heures. Coexistence d'albumine très fréquente. Les deux, sucre et albumine, se maintiennent six à huit jours, mais peuvent durer des mois avec alors une marche intermittente qui leur fait suivre les recrudescences et fluctuations observées dans certaines hémiplégies.

Polyurie légère de 2 litres.

Chorée. — Hyperphosphaturie permanente et hypochlorurie au moment de la grande agitation. Quelquefois sucre disparaissant avec la maladie.

Epilepsie. — Densité très augmentée après l'accès, avec augmentation des composés azotés, des chlorures et des phosphates.

Quelquefois albumine et légère glycosurie.

Chez les très nombreux épileptiques constipés, indicanurie.

Goitre exophtalmique (maladie de Basedow). — Glycosurie très fréquente sous deux formes : ou légère (2 à 5 grammes), venant, disparaissant d'un jour à l'autre, ou permanente et massive avec alors des urines abondantes et denses.

Hystérie. — Pas de caractères très fixes ; toutes les anomalies peuvent se rencontrer. Volume tantôt prodigieusement augmenté (10, 20, 30 litres), parfois réduit jusqu'à l'anurie, qui peut durer sans inconvénients apparents.

Toutefois, dans la majorité des cas, hypoexcrétion apparente portant sur tous les éléments, sauf les chlorures généralement normaux, retenus seulement pendant les crises. Mais si l'urée, l'acide urique, les phosphates sont fortement diminués par rapport an litre, le chiffre des vingt-quatre heures est normal.

Le sucre n'est pas rare, en faibles quantités, et il faut éviter de conclure à un diabète, trompé que l'on pourrait être par le volume et la décoloration des urines, sinon par leur densité généralement très faible (1.001 à 1.010) et leur acidité réduite.

MM. Gilles de la Tourette et Cathelineau ont signalé après les attaques d'hystérie cette particularité d'ailleurs discutée, le rapport $\frac{\text{acide phosphorique des phosphates terreux}}{\text{acide phosphorique des phosphates alcalins}}$, normalement de $\frac{1}{3}$, devenant $\frac{1}{2}$ et quelquefois même égal à l'unité avec diminution de tous les principes dissous.

Il convient de signaler une autre erreur possible si de l'albumine fait son apparition, la faible densité et l'opalescence de l'urine faiblement acide pouvant d'abord égarer les investigations vers une néphrite interstitielle. Comme il ne faut pas trop se fier aux réponses d'un hystérique, il sera bon en ce cas d'exagérer la vigilance.

Méningite cérébro-spinale épidémique. — Glycosurie fréquente au décours (25, 30 grammes par jour avec polyurie de 3 litres).

Neurasthénie. — Oligurie, augmentation du rapport acide urique-urée. Hyperchlorurie. Oxalurie. Diminution du coefficient azoturique.

Névralgies, névrites faciales, occipitales et sciatiques. — Glycosurie pas rare, mais légère. La sciatique double très rebelle est d'ailleurs assez liée aux états diabétiques vrais.

Paralysie générale progressive. — Polyurie, rétention d'urée, d'acide urique et de phosphates, augmentation du taux des chlorures.

Dans 10 0/0 des cas, se manifeste une glycosurie légère, de marche irrégulière, qui augmente ou reparaît avec les paroxysmes. Le diabète vrai se montre plus rarement.

Nous donnons, au moins à titre de curiosité, qu'il sera possible de satisfaire, à l'occasion, la réaction dite de Belloste.

Prendre 5 à 10 centimètres cubes d'urine et les porter à l'ébullition. Retirant le tube du feu, ajouter V à X gouttes d'une solution aqueuse à 10 0/0 de nitrate mercureux additionné d'un peu d'acide azotique et contenant un léger excès de mercure. Faire bouillir de nouveau. Observer le précipité qui se forme : blanc laiteux dans les urines normales, au contraire gris ou même noir si la réaction est positive.

Celle-ci, qui n'est pas spécifique, se manifestant aussi dans les maladies infectieuses aiguës et les cas d'helminthiase, se montrerait de 84 à 91 fois 0/0 dans la paralysie générale progressive.

Indépendante de la densité de l'urine, de sa couleur, de l'indicanurie, de la diazo-réaction, elle est permanente; aussi sa rare disparition permanente rendrait-elle le pronostic favorable.

Par contre, la maladie s'aggraverait avec une réaction plus manifeste.

La réaction est négative dans la démence précoce, la folie alcoolique, l'épilepsie, l'idiotie sénile.

Ramollissement cérébral. — Provoque parfois de véritables diabètes nerveux.

Sclérose en plaque à forme cérébro-spinale. — Quelquefois 2 ou 3 grammes de sucre par litre sans polyurie.

Tabès. — Parfois glycosurie transitoire et intermittente.

Tumeurs cérébrales. — Suivant le volume et la localisation peuvent s'accompagner soit de glycosurie, soit de diabète vrai permanent.

GROSSESSE

Glycosurie très légère, quelquefois dès le premier mois. Rechercher l'albumine très souvent, au moins une fois par mois durant les premiers mois et au moins une fois par semaine et mieux tous les jours durant les trois derniers, car l'albumine peut faire son apparition d'une heure à l'autre.

SIMULATIONS

On ne rencontre pas des simulateurs que parmi les prisonniers, militaires et précoces collégiens; les fous, les hystériques, les hypocondriaques fournissent aussi leur contingent, et nous croyons bon de rappeler les principales fraudes signalées heureusement peu raffinées, car leurs auteurs ignorent généralement tout de la chimie urinaire (addition d'eau pour faire croire à la polyurie, de sucre ordinaire qui ne réduit la liqueur de Fehling qu'après inversion, de sang, de blanc d'œuf ou d'albumine sèche livrée maintenant par le commerce (brique pilée, sable, cailloux, etc., etc.).

D'après Méhu, un hypocondriaque prenait pour des calculs vésicaux le sable ayant servi à nettoyer son urinoir. Le même auteur cite le cas d'un enfant qui introduisait dans son urèthre de la mine de crayon rouge pour la pisser ensuite non sans alarmes de l'entourage ; il usait de ce stratagème chaque fois qu'il voulait se faire conduire à Paris, la visite superflue chez un médecin devant être suivie d'agréables déambulations.

Il arrive que des matières fécales se rencontrent dans l'urine, du fait de perforations intestinales et vésicales ; le plus souvent le mécanisme de leur apport ressort d'une pathologie spéciale surtout étudiée par Kraft-Ebing.

CHAPITRE VII

RÉACTIFS ET SOLUTIONS TITRÉES

SOLUTION D'HYPOBROMITE DE SOUDE

Eau.................................	20cm3
Lessive des savonniers........................	10 —
Mélanger.	
Ajouter brome...........................	1cm3
en refroidissant le mélange.	

M. Hubert, pharmacien à Romorantin, prépare des ampoules de brome à 5 centimètres cubes.

Le réactif ci-dessus se conserve mal par transformation en bromate et bromure.

M. Hubac (*Action du brome sur l'urine*, thèse de Paris) propose une heureuse modification :

Elle consiste à préparer à part une solution de brome (brome, 7 centimètres cubes ; sel marin, 150 grammes ; eau, Q. S. pour 1.000), à mélanger à de la lessive de soude diluée au 1/5 au moment du besoin (āā 10 centimètres cubes).

Pour éviter la désagréable manipulation du brome, on peut aussi utiliser la formule : bromure de sodium, 1 gramme ; eau de javel à 30 volumes de chlore, 25 centimètres cubes.

SOLUTION DÉCINORMALE D'IODE

Iode.................................	12g,70
Iodure de potassium....................	25 grammes
Eau, Q. S. pour.........................	1.000cm3

SOLUTION DE NITRATE D'ARGENT POUR LE DOSAGE DES CHLORURES

Nitrate d'argent	8g,50
Eau distillée, Q. S. pour	1.000cm3

SOLUTION AU 1/10 DE CHROMATE JAUNE DE POTASSE

LIQUEUR D'URANE POUR LE DOSAGE DE L'ACIDE PHOSPHORIQUE

Dissoudre 40 grammes de nitrate d'urane bien pur ou 32 grammes d'acétate d'urane dans 500 centimètres cubes d'eau. Ajouter de l'ammoniaque jusqu'à trouble persistant. Éclaircir avec quelques gouttes d'acide acétique. Après vingt-quatre heures de repos, filtrer si nécessaire et porter le volume à 1 litre.

Titrer à l'aide d'une solution contenant 8g,10 de phosphate acide d'ammoniaque dans 1 litre d'eau distillée (ou 25g,21 de phosphate de soude pur et cristallisé à 12 molécules d'eau) ; 10 centimètres cubes de l'une de ces solutions contiennent 0g,05 d'acide phosphorique et doivent en principe exiger 10 centimètres cubes de liqueur d'urane. Le titrage se fait comme celui de l'acide phosphorique dans l'urine en présence de solution acéto-acétique, si le sel employé est le nitrate d'urane et non l'acétate, mais l'opération porte sur 10 centimètres cubes de solution de phosphate additionnés de 50 centimètres cubes d'eau. Le réactif indicateur est la solution au 1/10 de ferrocyanure de potassium. Procéder par touches jusqu'à léger brunissement.

En faisant la solution un peu forte, il faudra diluer pour que 10 centimètres cubes correspondent à 0,05 d'acide phosphorique. Sans cela les chiffres que nous avons donnés page 54 ne seraient pas exacts.

Supposons que, dans le titrage pour 10 centimètres cubes de solution phosphatée, nous n'ayons employé que 9 centimètres cubes de solution d'urane au lieu de 10 centimètres cubes. Il faudra ajouter 1/10 d'eau à cette solution.

Si on est assez bon calculateur, il suffit de marquer le titre sur la solution d'urane : tant de centimètres cubes correspondent à 0,05 d'acide phosphorique, et tenir compte de ce fait en se gardant bien alors d'appliquer nos chiffres de la page 54.

SOLUTION D'ACÉTATE DE SOUDE ACÉTIQUE

Acétate de soude....................	200 grammes
Acide acétique....................	50^{cm3}
Eau, Q. S. pour....................	1.000 —

LIQUEUR DE MARTY

Chlorure de baryum cristallisé.............	$5^{g},60$
Acide chlorhydrique....................	10^{cm3}
Eau, Q. S. pour....................	1.000 —

RÉACTIF D'ESBACH

Acide picrique....................	10 grammes
Acide citrique....................	20 —
Eau, Q. S. pour....................	1.000^{cm3}

RÉACTIF DE TANRET

Mettre dans un matras jaugé d'un litre $13^{g},55$ de sublimé corrosif pur très finement pulvérisé; ajouter environ 100 centimètres cubes d'eau distillée et 36 grammes d'iodure de potassium. Agiter jusqu'à dissolution et compléter le volume à 1 litre. Ajouter ensuite 200 centimètres cubes d'acide acétique pur.

RÉACTIF DE BOUCHARDAT

Iode....................	$1^{g},27$
Iodure de potassium....................	5 grammes
Eau, Q. S. pour....................	100^{cm3}

FERRO-CYANURE DE POTASSIUM ACÉTIQUE

Ferrocyanure de potassium..................	2g,50
Eau..................................	50cm3
Acide acétique...........................	50 —

RÉACTIF DE POLLACI

Très sensible, trop sensible même pour la recherche de l'albumine.

Acide tartrique pulvérisé................	1 gramme
Sublimé	5 grammes
NaCl....................................	10 —
Eau.....................................	95 —
Ajouter ensuite formol..................	5 —

PAPIER DE GESSLER

(N° 1, *imprégné d'acide citrique; n° 2, sublimé et iodure*)

L'urine étant diluée au 1/2, on y plonge successivement les deux papiers ; l'albumine détermine un trouble apparent qui, avec les urines non diluées, se produit aussi avec les urates, les peptones et les alcaloïdes.

RÉACTIF DE FLORENCE

Pyridine	ãã 50 grammes
Alcool	
Chloroforme	
Acétate de zinc....................	7g,50

RÉACTIF D'ACIDE ORTHONITROPHÉNYLPROPIONIQUE

Acide orthonitrophénylpropionique pulvérisé.	3g,50
Solution récente de soude à 10 0/0.........	50cm3

Mélanger :

Eau, Q. S. pour...........................	1.000cm3

RÉACTIF DE COURTONE POUR DÉFÉQUER L'URINE

Acétate neutre de plomb .... 30 grammes
Acide acétique..... quelques gouttes pour neutraliser
Eau, Q. S. pour......................... 100cm3

LIQUEUR DE FEHLING

1° *Solution cuprique bleue.*

Sulfate de cuivre pur cristallisé....... 35 grammes
Eau distillée, Q. S. pour............... 1.000cm3
Acide sulfurique...................... qq. gouttes

2° *Solution tartrique blanche.*

Sel de Seignette...................... 175 grammes
Lessive de soude pure................ 300cm3
Eau, Q. S. pour...................... 1.000 — après refroidissement.

Ainsi séparées, les deux solutions sont inaltérables dans des flacons jaunes. On les mélange au moment du besoin :

10 centimètres cubes de solution cuprique + 10 centimètres cubes de solution tartrique doivent être réduits exactement par 10 centimètres cubes de solution de glucose pur à 0g,50 0/0.

Si on ajoute 5 centimètres cubes de solution de ferrocyanure au 1/10, la réduction se fera avec 10 centimètres cubes de solution de glucose à 0g,47 0/0 et non à 0g,50.

S'il n'en était pas ainsi, notre tableau de la page 86 ne pourrait pas servir. Donc il est bon de forcer un peu les doses dans les solutions 1° et 2° pour pouvoir diluer convenablement ensuite.

RÉACTIF D'IMBERT POUR LA RECHERCHE DE L'ACÉTONURIE

Se conserve bien et n'a pas besoin d'être préparé extemporanément.

Acide acétique glacial....................	10 grammes
Solution de nitroprussiate de soude à 10 0/0.	10^{cm3}

RÉACTIF DE DENIGÈS

Oxyde mercurique (jaune ou rouge)...	50 grammes
Acide sulfurique pur.................	200^{cm3}
Eau distillée.........................	1.000 —

Mélanger l'acide et l'eau dans un matras et, sans refroidir, ajouter l'oxyde en agitant. La dissolution est rapide, mais on peut chauffer pour l'activer. Après refroidissement, filtrer s'il y a lieu. Le réactif est inaltérable.

RÉACTIF DE BELLOSTE

Solution aqueuse à 10 0/0 de nitrate mercureux additionnée d'un peu d'acide azotique et d'un léger excès de mercure.

RÉACTIFS DE LA DIAZO-RÉACTION

A	HCl	50^{cm3}
	Eau distillée	950 —
	Acide sulfanilique..................	1 gramme
B	Nitrite de soude....................	$0^{g},50$
	Eau distillée	100^{cm3}

MODÈLE DE FEUILLE POUR ANALYSE D'URINE

Urine déposée par M. X..., sur prescription du Dr ....

Échantillon de { 24 heures = ou résultat de ..... émissions à { matin (indiquer les heures). soir (»).

Caractères morphologiques particuliers. { Indiquer si les urines sont troubles, odorantes, comportent un dépôt, etc.

Densité à + 15°,

Réaction { au tournesol { forte. faible. à la résazurine.

Alcalinité { ordinaire. ammoniacale.

Analyse quantitative des éléments normaux.

Urée : *dd'* par litre et 30 grammes pour 24 heures. { par litre. pour 24 heures.

Acide urique : *dd'* × 0,025 0/00 et 0,75 pour 24 heures. { par litre. pour 24 heures.

Chlorures en NaCl : *dd'* × 0,46 0/00 et 14 grammes pr 24 heures. { par litre. pour 24 heures.

Acide sulfurique : *dd'* × 0,10 0/00 et 3 grammes pour 24 heures.

Acide phosphorique : *dd'* × 0,125 0/00 et 3g,75 pour 24 heures. { par litre. pour 24 heures.

$$\left(\text{Rapport } \frac{\text{acide phosphorique}}{\text{urée}} = \frac{1}{8}.\right)$$

Extrait { par litre. pour 24 heures (normale = 60 grammes).

Éléments anormaux.

Albuminoïdes. { Pus. Albumoses. Peptones. Sang. Albumine vraie. { Rétractile. Non rétractile. Thermo-soluble. Acéto-soluble.

Quantité d'albumine { par litre. pour 24 heures.

Sucre { par litre. pour 24 heures.

Autres éléments anormaux. { Acétonurie. Pigments biliaires. Excès d'urobiline. Excès d'indican.

Nature chimique du dépôt
et
Examen microscopique.

Sable ou calculs.

Résumé analytique et Observations.

Date et Signature.

TABLE ALPHABÉTIQUE

A

B

C

TABLE ANALYTIQUE DES MATIÈRES

CHAPITRE III

Dosage des éléments normaux.

CHAPITRE IV

Substances étrangères dans l'urine.

CHAPITRE V

Examen microscopique des urines.

CHAPITRE VI

Maladies diverses et urines plus ou moins caractéristiques.

CHAPITRE VII

Réactifs et solutions titrées.

TOURS. — IMPRIMERIE DESLIS FRÈRES ET Cie, RUE GAMBETTA, 6.

Vigot Frères Editeurs

EXTRAIT

DU

CATALOGUE GÉNÉRAL

PARIS

23, PLACE DE L'ÉCOLE-DE-MÉDECINE

granulations vitales des hématies, méthode d'Abderhalden, examen histologique et chimique de la salive et des crachats, mesure de la motricité et de la sécrétion gastrique, cytologie gastrique, dosage des graines fécales, analyse des calculs ; pour les urines des additions nombreuses et la description des procédés du dosage ou de recherche *des sels urinaires, du soufre, des substances azotées, de l'indoxyle, de l'intoxication acide,* etc.

Mais ces additions ne diminuent en rien la clarté de l'ouvrage : autant et plus encore que sous sa première forme, il reste le livre indispensable aux Cliniciens qui ne font pas par eux-mêmes des recherches de laboratoire et à ceux qui débutent dans ces recherches.

Son but essentiel reste toujours de mettre à la portée de ceux qui ne sont pas encore initiés aux travaux de laboratoire tous les procédés d'une application courante, facile et sûre pour le diagnostic.

L'auteur s'est efforcé de décrire dans un texte aussi clair que possible, accompagné de très nombreuses figures dont la plupart en couleurs, soit les techniques délicates (ponction lombaire, étalement du sang, ensemencement d'un produit suspect, analyses chimiques, etc.), soit l'aspect macroscopique et surtout microscopique des éléments qui sont décrits (parasites, microbes, cellules, etc.).

L'ouvrage se divise en onze parties, comprenant : 1° **L'organisation d'un laboratoire** *(ce qu'il faut avoir ; ce qu'il faut savoir).* 2° **Les notions de bactériologie et de parasitologie applicables à la clinique. 3° L'examen du sang. 4° Les épanchements pathologiques des séreuses, les liquides kystiques, la ponction lombaire et le liquide céphalo-rachidien. 5° Le pus ; les crachats ; les sécrétions nasales, urétrales, vaginales. 6° Le lait. 7° Les lésions buccales ; le contenu gastrique et le suc gastrique. 8° Les matières fécales. 9° Les urines. 10° Le diagnostic histologique des tissus pathologiques et des tumeurs (biopsie et premières manipulations). 11° Résumé des recherches de laboratoire applicables au diagnostic des affections médico-chirurgicales.**

On voit donc que cet ouvrage s'adresse non seulement à ceux qui veulent être guidés pour faire eux-mêmes et seuls les recherches de laboratoire, mais aussi à la grande majorité des cliniciens qui n'ont pas le temps de chercher les renseignements pratiques dans les ouvrages spéciaux. Ils y trouveront les indications nécessaires pour savoir, en présence d'un cas donné, s'il est utile de faire appel au laboratoire, pour quelle raison, sous quelle forme ils doivent le faire, et quelle est enfin l'interprétation et la valeur des renseignements qui leur seront fournis.

Envoi franco contre mandat postal.

même cas, celle qu'il pense devoir être la meilleure. Ce travail de sélection, j'ai cherché à le faire pour lui ; je ne conseille l'emploi que des médications que je crois bonnes et dont, la plupart du temps, je me suis servi moi-même. Je répète ici ce que j'ai dit dans ma première préface et je tiens à faire savoir que ce livre n'a aucune prétention à l'érudition et qu'il constitue surtout la vulgarisation de la thérapeutique telle que je l'enseigne et que je la pratique depuis vingt ans ; il doit être consulté par ceux qui désirent un renseignement pratique pour traiter un malade et non par ceux qui font des recherches bibliographiques.

En tête de chaque chapitre, j'ai placé un schéma clinique, véritable exposé de pathologie interne qui peut servir à rappeler des symptômes oubliés et à établir un diagnostic. Cette partie clinique est plus développée que dans les éditions précédentes et, du reste, dans tout le livre, au milieu même des développements thérapeutiques, les considérations cliniques tiennent une grande place, car j'ai toujours le souci d'apprendre à traiter des malades plutôt que des maladies.

Bien que les idées exprimées dans ce livre soient le plus souvent personnelles, il n'en contient pas moins l'exposé de toutes les méthodes thérapeutiques actuelles, du moins de celles qui sont consacrées par l'expérience, car, si je me suis tenu en garde contre celles dont la valeur est encore en discussion, j'ai désiré cependant présenter aux praticiens un tableau complet de nos moyens de défense contre les maladies. Mon but, en l'écrivant, a été de faire un manuel contenant surtout des indications précises et très pratiques sur le traitement des maladies internes. En un mot, j'ai cherché à faire non une œuvre de science, mais un travail utile pour ceux qui se perdent dans le dédale des médications dont la thérapeutique est encombrée et qui désirent connaître les indications cliniques de celles qu'ils doivent employer.

Ce nouveau livre contient un très grand nombre de formules choisies parmi les plus usuelles et les plus faciles à exécuter. Toutes ont été soigneusement revues et mises en conformité avec le nouveau Codex de 1908.

Dans bien des chapitres un développement plus considérable a été donné aux indications du traitement par les méthodes électriques, dont les applications se généralisent de plus en plus. Je parle particulièrement de celles que j'ai pu étudier dans la clinique de mon collègue le professeur Doumer, et dont j'ai pu apprécier les heureux résultats thérapeutiques. J'estime en effet que les agents physiques prennent dans le traitement des maladies une importance croissante et qu'il est indispensable que tout praticien en connaisse les applications.

En un mot j'ai cherché à faire un livre complet tout en restant dans le cadre simple de la première édition et en me rappelant que j'écrivais exclusivement pour des étudiants et des praticiens.

G. LEMOINE.

Nous répondons au désir de nombreux médecins en présentant aujourd'hui une nouvelle édition, pour laquelle M. Phocas s'est adjoint comme collaborateur M. le docteur J. Barozzi, ancien interne des hôpitaux de Paris, chirurgien distingué et auteur lui-même d'un manuel de *Gynécologie pratique* très estimé.

De cette collaboration est né un livre nouveau qui, tout en conservant le but pratique de l'édition précédente en a élargi le cadre de manière à répondre mieux aux exigences de la profession médicale et à devenir le corollaire de la cinquième édition de la *Thérapeutique médicale et Médecine journalière* du Professeur Lemoine.

Ce qu'il a peut-être perdu en originalité, il l'a gagné en étendue et il est devenu plus didactique, les auteurs ayant parfois sacrifié leurs préférences personnelles pour adopter l'opinion la plus courante. Ils ont voulu mettre entre les mains des étudiants et des praticiens un résumé de l'état actuel de nos connaissances en thérapeutique chirurgicale. Ils ne se sont pas dissimulé la difficulté de la tâche, car il leur a fallu éviter une trop grande érudition et exposer cependant les notions essentielles sur les grands chapitres de la chirurgie moderne, tout en insistant sur les procédés les plus simples de la pratique chirurgicale courante.

Les chirurgiens de profession leur tiendront compte de leurs bonnes intentions et pardonneront les omissions inévitables à ce genre d'ouvrages.

Le praticien désireux de se renseigner rapidement sur un point de pratique chirurgicale qui ne lui est pas familier y trouvera toujours un guide sûr pour se former une opinion ; l'étudiant désireux de passer ses examens y trouvera souvent la bonne réponse à son examinateur.

Puissent-ils nous en savoir gré en faisant à cette édition le même accueil qu'à la première.

LES AUTEURS.

Envoi franco contre mandat postal.

TOURS

IMPRIMERIE DESLIS FRÈRES ET Cie

6, rue Gambetta, 6

www.ingramcontent.com/pod-product-compliance
Ingram Content Group UK Ltd.
Pitfield, Milton Keynes, MK11 3LW, UK
UKHW020244250726
13967UKWH00004B/1520

9 782012 999121